Quodlibet Storie
26

Antonella Moscati

Patologie

Quodlibet

Macerata, Via Giuseppe e Bartolomeo Mozzi, 23
www.quodlibet.it

ISBN 978-88-229-2180-2

Indice

Patologie

Da noi, cioè nella nostra famiglia, qualunque malattia era mortale. Non perché avessimo una tara genetica, che so un'emofilia congenita, un'anemia mediterranea o un disturbo del sistema immunitario, che ci avrebbe messo a rischio nel caso di qualunque malattia. Ma perché, secondo noi, che una tara in verità ce l'avevamo, ma nel sistema nervoso e nei pensieri piuttosto che nel corpo, qualunque malattia poteva nascondere una malattia mortale. Qualunque malattia tranne la tonsillite che era inequivocabile per via delle sue placche e perché, come sempre diceva mio padre, reagiva bene agli antibiotici, almeno in quei tempi in cui ancora non si sapeva che gli antibiotici potevano creare la cosiddetta resistenza e quindi anche moltissimi germi che resistevano per l'appunto agli antibiotici stessi. Se, però, le placche erano molto grandi e un po' scure, cioè un po' grigie ed estese fino all'ugola, sotto un'apparente tonsillite si poteva nascondere la difterite, e quindi di nuovo una malattia mortale. La difterite l'aveva avuta mia sorella, la terza, quando io avevo tre anni, ma per fortuna era guarita con le iniezioni di siero nella pancia. Siccome, però, a casa nostra i vaccini non erano ben visti, la difterite poteva sempre ritornare, sia a lei che a noi. Della meningite, di cui si era ammalata un'altra mia sorella, la seconda, e da cui anche lei era guarita, non tanto per via degli antibiotici che pure le erano stati somministrati quanto, in verità, per un miracolo più o meno diretto, non si parlava tanto spesso, almeno non tanto spesso quanto della difterite della terza sorella. Cioè non se ne parlava come di una malattia, ma piuttosto come di una storia, quella della seconda sorella, della sua meningite e del miracolo dovuto al nostro lontano parente, lo zio medico diventato poi santo, santo vero e proprio cioè canonico e canonizzato, il quale era stato il medico di famiglia della famiglia di mio nonno e quindi anche di mio padre che, quando studiava Medicina all'università, era stato addirittura suo allievo, pur senza ereditarne né la capacità clinica né tantomeno la santità. Quel tale miracolo attraverso il quale mia sorella era guarita dalla meningite era stato alquanto aiutato dalla scienza, cioè dagli antibiotici che le erano stati somministrati, ma questo da noi contava solo fino a un certo punto. Quando il pediatra aveva dichiarato che mia sorella sarebbe morta, mio padre, ispirato, a detta di tutti e soprattutto di lui, dall'ormai morto zio medico di famiglia e non ancora proprio santo ma già in iter di santità, cioè giunto al grado di servo di dio o di beato chissà, aveva deciso di andare al comune a ritirare la recente penicillina, cui aveva diritto perché era medico anche lui, e provarla così su mia sorella. La terapia aveva funzionato perché, come specificava sempre mio padre, non si era trattato di una vera e propria meningite, ma di una cosiddetta sepsi meningococcica.

Mia sorella, quella della difterite, aveva spessissimo la tonsillite, anzi più che spessissimo quasi sempre, tanto che l'avevano operata quando era ancora piccola ma, chissà perché, non le avevano tolto le tonsille e pace come a tutti gli altri bambini, bensì gliene avevano cavato via soltanto la metà, e le tonsilliti anziché sparire, come aveva sperato l'otorino che l'aveva operata, si erano semplicemente dimezzate come le tonsille, e quindi ora la tonsillite le veniva ogni due o tre settimane, mentre prima, quando cioè aveva le tonsille intere anziché a metà, aveva la tonsillite ogni settimana, come sempre ripeteva mio padre, soprattutto a me che non potevo ricordarlo in quanto ero sì e no nata. Quando io avevo una malattia che non era la tonsillite, cosa che purtroppo capitava spesso e irritava massimamente mio padre, il quale, come ho già detto, amava le tonsilliti perché si riconoscevano immediatamente come malattie non mortali, mio padre mi diagnosticava un'adenoidite, malattia di cui dopo di allora non si è mai più sentito parlare. L'adenoidite era particolarmente fastidiosa e subdola, in quanto portava i cosiddetti strascichi, cioè la febbre, anzi la febbricola, per diversi giorni. Gli strascichi irritavano mio padre ancor più dell'adenoidite stessa e facevano disperare mia madre che, seduta accanto al mio letto, piangeva proprio come se me ne stessi andando all'altro e altissimo mondo, cioè in cielo, mentre mio padre se ne andava in giro per la casa imprecando ad alta voce contro quella malattia schifosa. Le frequentissime tonsilliti di mia sorella venivano curate da mio padre con l'ambramicina vitaminica P, mentre quando io avevo la tonsillite, cioè di rado, mio padre, chissà perché, mi dava sempre la chemiciclina e mai l'ambramicina vitaminica P. La chemiciclina, anzi la chemi-ciclina, perché così col trattino era scritto sulla scatola azzurra e bianca per indicare che si trattava di una combinazione fra chemicetina e tetraciclina, era un antibiotico della Carlo Erba, una casa farmaceutica che rincuorava subito per via del suo nome che faceva venire in mente certi bei prati pieni di fiori, pecore e buona salute. Il flacone dell'ambramicina vitaminica P era invece tristemente marrone e la scatola blu scuro. Inoltre le pasticche della chemiciclina, anzi della chemi-ciclina, erano molto più belle e buone delle capsule dell'ambramicina vitaminica P, così bianche e lucenti, tanto che uno poteva perfino credere che fossero confetti di zucchero liscio, mentre le capsule dell'ambramicina vitaminica P erano di plastica bicolore, mezze blu e mezze marroni, e avevano pure un cattivo odore. E quindi buttar giù quelle pasticchette lisce e zuccherine era molto meglio che ingoiare quelle lunghe capsule scure e anche un po' puzzolenti. Quando ci ammalavamo, e ancora non si era capito che cosa avessimo, cioè appena avevamo un po' di febbre in assenza di placche, ci veniva subito messa una bella supposta, quasi sempre di farmidone, che però serviva a poco, per non dire a niente, tranne che a far sudare senza effetti, perché la febbre, anche se scendeva, risaliva dopo poco. Qualche volta si cominciava con l'aspirina, anzi con l'antireumina che noi chissà perché preferivamo all'aspirina, di cui invece faceva grande uso mio nonno, anche senza chiaro motivo, e deve avergli fatto un gran bene, dal momento che è vissuto fino a novantaquattro anni in perfetta salute. Se la febbre non passava con la supposta di farmidone, si tiravano fuori i sulfamidici, ma anche quelli chissà perché servivano poco e per di più lasciavano un sapore disgustoso in bocca.

Nostro padre era medico. Per noi, però, non era un vero e proprio medico, soprattutto perché era dermosifilopatico e questo produceva non poca confusione. In primo luogo perché di questa specializzazione non si poteva parlare, men che meno a scuola, e noi, cioè noi sorelle e mia madre, preferivamo dire dermatologo, anche se mio padre non perdeva l'occasione di sottolineare la sua qualifica di dermosifilopatico, perché, come sempre diceva, lui della dermatologia se ne infischiava altamente, anzi addirittura l'odiava per via del fatto che tutti andavano a chiedergli come far scomparire i foruncoli o far ricrescere i capelli, e lui che era un uomo onesto e diceva sempre la schietta verità annunciava subito che non c'era nessuna medicina né contro l'acne né contro la caduta dei capelli con il prevedibile risultato che i clienti, o meglio i pazienti che evidentemente pazienti non erano, da lui non ci tornavano più. E in secondo luogo perché un medico di quel genere di malattie si sarebbe dovuto chiamare semmai dermosifiloiatra come pediatra e otorinolaringoiatra oppure dermosifilologo come cardiologo e neurologo e non dermosifilopatico come cardiopatico e psicopatico, un accostamento quest'ultimo che nel caso di mio padre era alquanto appropriato. Nostro padre, quindi, per noi non era un medico vero e proprio, ma una specie di medico non medico. E noi che eravamo le sue figlie volevamo seguirne sempre le orme e diventare anche noi medici non medici, senza prendere però né la laurea né tanto meno la specializzazione in dermosifilopatia, anzi in dermosifiloiatria. Soltanto la mia prima sorella non ha mai voluto diventare medico non medico, e forse per questo lei un medico l'ha trovato davvero e se l'è accaparrato, cioè regolarmente sposato.

Proprio perché era dermosifilopatico, cioè dermosifiloiatra, anzi sifiloiatra semplicemente e di preferenza, mio padre riteneva che potessero guarire solo le malattie che, come la tonsillite, la sifilide e la scabbia, si vedevano a occhio nudo. E di conseguenza la tonsillite, la sifilide e la scabbia erano per l'appunto le sue malattie predilette. In verità gli piaceva anche la blenorragia, che peraltro pure in qualche modo si vedeva, soprattutto perché con una sola iniezione di penicillina, al massimo retard, scompariva senza tracce. Mio padre, in effetti, si trovava a proprio agio soltanto fra batteri molto famosi e manifesti, come streptococchi, gonococchi, treponemi pallidi, mentre tutto il resto patologico provocava dubbi e conseguente agitazione psichica. Inoltre lui aborriva le cosiddette – ma non da lui che mai nemmeno le nominava, bensì da mio zio materno anche lui medico ma più giovane o da quello che sarebbe diventato mio cognato, medico ancora più giovane – forme virali. Anzi, mio padre neanche credeva che esistessero queste cosiddette forme virali, perché ai suoi tempi, cioè prima della guerra, nessuno le conosceva e quindi nessuno le studiava. Come ho detto, le forme virali esistevano invece eccome sia per mio zio cardiologo sia per colui che sarebbe diventato il marito della mia prima sorella nonché il medico di famiglia della nostra famiglia, con il vantaggioso risultato che, quando intorno ai quindici anni passai dalla tutela terapeutica di mio padre a quella di mio cognato, ormai non più solo fidanzato ma marito accreditato e legittimo della mia prima sorella, passai dal regime delle infezioni batteriche a quello delle forme virali, cioè in altri termini la smisi di prendere antibiotici ogni volta che avevo la febbre.

L'influenza vera e propria, e non le pseudo influenze ovvero le cosiddette, ma come si sa non da lui, forme virali, era la grande nemica di mio padre che la considerava una delle peggiori malattie e non solo perché aveva sempre in mente la spagnola, di cui era morta un sacco di gente e soprattutto tal Carminella che lavorava dai miei nonni e a cui lui e ancor più suo fratello minore erano affezionatissimi, ma anche perché era convinto che l'influenza, come d'altronde dice la parola stessa, influisse su tutto e soprattutto sui suoi nervi che già di per sé erano a fior di pelle. E, infatti, come lui sempre ricordava, una delle prime volte che aveva avuto un attacco di mente o di pensieri, cioè di nervi, non so se la prima o la seconda volta, la causa era stata proprio un'influenza. Quando aveva l'influenza, quindi, mio padre diventava molto suscettibile, ed era sicuro di morire o quanto meno – forse sarebbe il caso di dire quanto più, visto che le malattie mentali lo spaventavano oltremodo, quasi quasi più della morte stessa – di impazzire, tanto che recitava nel letto certe sue litanie e decine di volte al giorno chiamava urlando mia madre che, pur essendo molto paziente, finiva per spazientirsi anche lei.

Mia madre, invece, non si ammalava mai. Soltanto una volta si prese un'influenza, la famosa siderale, da due delle mie sorelle, la prima e la seconda, che si erano ammalate in stretta concomitanza con i rispettivi fidanzati – l'uno, come ho detto, già quasi medico e futuro marito, l'altro studente di legge, ma con cui non si concluse alcun matrimonio. Mia madre si ammalò perché, convinta com'era della sua salute di ferro, volle sfidare la sorte nonché il suo, a quel tempo però completamente ignoto, sistema immunitario, mangiando il resto della pastina in brodo che una delle mie sorelle ammalate aveva lasciato nel piatto, servendosi addirittura dello stesso cucchiaio. Il giorno dopo le venne la febbre, ma salì al massimo a trentotto, mentre le mie sorelle avevano già più di quaranta. Da bambina mia madre aveva avuto solo il morbillo, e non prese mai né la varicella, né gli orecchioni, né la pertosse o tosse convulsa o canina che dir si voglia da nessuna di noi; né, ovviamente, la meningite o la difterite, benché stesse sempre accanto al letto delle figlie malate e, nel caso della difterite, avesse dovuto far disinfettare, cioè bollire per ore, i vestiti che aveva indosso, nella fattispecie un abito a strisce orizzontali beige e marrone, aderente e con le maniche corte, che le stava proprio benissimo anche dopo la bollitura, ma che per me sapeva sempre un po' di ricordo di difterite. Mia madre inoltre aveva una digestione perfetta, anzi digeriva anche le pietre, come sua madre d'altronde, almeno così diceva sempre mio padre invidiandole, perché lui aveva da sempre la gastrite, anzi la gastroduodenite, al punto che quando era un giovane fidanzato innamorato di mia madre, le scriveva lettere che invece di parlare d'amore e romanticherie non facevano che raccontare di bruciori e pesi di stomaco e di tutto quello che poteva o non poteva mangiare. Mia madre poi andava in bagno, o meglio di corpo, come diceva mio padre, tutti i giorni, cascasse il mondo, aggiungeva sempre lui. Mio padre invece soffriva di stitichezza cronica, e ogni tanto prendeva la purga, la magnesia, che faceva andar giù appena sveglio con una tazza di brodo Star o Knorr. Così certe mattine, quando verso le sette già bolliva l'acqua in cui galleggiava un dado di brodo Star o Knorr, si poteva dedurre che quello sarebbe stato un giorno di purga, cioè un giorno eccezionale. In certi pomeriggi d'ozio, inoltre, mio padre se ne andava in giro per la casa sorseggiando acqua e citrosodina oppure, sempre mescolato all'acqua, un preparato a base di carbone che nella scatola aveva l'aspetto di vermetti neri che rendevano la lingua tutta nera. Io insistevo molto per farmi dare un po' di questa pappa di vermetti neri, che mi piaceva moltissimo non solo per quella metamorfosi melanica della lingua che faceva molta impressione quando mi guardavo allo specchio, ma anche perché era dolce quasi come i carboni di zucchero portati dalla Befana alle mie compagne ma mai a me. Da anziano, inoltre, mio padre aveva spesso la cistite che lui temeva potesse trasformarsi in cistopielite, cioè in un'infezione che dalla vescica passava all'uretere e arrivava fino al rene. Per controllare la vescica, e magari forse anche la prostata, mio padre non faceva pipì là dove la fanno tutti tranne i bambini piccoli, cioè nel water, bensì in un bicchiere che lui teneva sempre a portata di mano, su una mensola del bagno accanto al pennello e al sapone da barba. Quando sentiva l'avvicinarsi della cistite, mio padre prendeva una medicina a suo dire preventiva, il mictasol blu, anzi mictasol blé, come diceva lui ispirandosi alla lingua francese, la quale medicina, essendo a base di blu di Metilene, faceva diventare tutto blu, la pipì, il water e le sue mutande bianche che luccicavano di riflessi azzurri quando mia madre le metteva ad asciugare dopo aver fatto il bucato.

Come ho accennato, però, la malattia che mio padre temeva più di ogni altra, perfino più dell'influenza della quale ho già parlato, non era una malattia del corpo, ma della testa. E più precisamente quella malattia che allora, ma poi non più, veniva chiamata esaurimento nervoso che in fondo non si capiva affatto se fosse una vera e propria malattia o semplicemente una condizione di sfinimento della mente e dell'essere, anche perché i suoi sintomi erano tutt'altro che chiari ed evidenti. In effetti, però, questo benedetto o meglio maledetto esaurimento nervoso, invece di esaurire i nervi come ci si sarebbe aspettati dalla parola, li irritava e li rendeva sempre più sensibili e a fior di pelle, quasi che, avendo l'esaurimento nervoso, uno diventasse tutto nervi e poco d'altro, e anche il suo corpo e le altre malattie passassero in second'ordine. Questa tale malattia, che come ho detto non aveva sintomi univoci perché variavano di continuo e potevano andare dal mettersi a letto al buio come nel caso della mia madrina di battesimo e di cresima, all'urlare e spazientirsi per un nonnulla come nel caso di mio padre o all'avere paura di ogni cosa e massimamente del tumore o del cancro che diventavano l'unica fissazione della vita come succedeva a mia madre e a noi figlie, quando si presentava in forma grave si curava, ammesso che si curasse, con gli elettroshock che, com'è noto, erano una grande scossa elettrica data dalla testa ai piedi che, a quanto pare, aveva come effetto di mettere a tacere i nervi e le loro fissazioni, forse perché dopo quella scossa, i nervi si esaurivano anch'essi, finalmente sfiniti una volta per tutte. Ogni tanto, cioè puntualmente ogni sette otto o nove anni, mio padre, come del resto suo fratello e sua sorella, si ammalava di esaurimento nervoso e gli veniva subito voglia di andare a farsi fare uno, due o tre elettroshock che, soprattutto la prima volta, gli avevano fatto un gran bene. In questi casi si faceva ricoverare in certe cliniche private, dirette da certi suoi amici o conoscenti psichiatri, e subito reclamava gli elettroshock che però, dopo quella prima volta molto benefica, di cui io neanche mi ricordo perché non ero ancora nata, avevano smesso di funzionare altrettanto bene, a suo dire perché ormai venivano praticati in anestesia totale e non da svegli come era accaduto quella prima volta e dunque la scossa era meno violenta e perciò meno efficace. Fu così che negli ultimi esaurimenti nervosi, mio padre che ormai era in cura da un famoso psichiatra turco, non reclamò più gli elettroshock ma si fece convincere, sempre dal quel famoso psichiatra turco, a prendere antidepressivi e ansiolitici, con grande soddisfazione di tutte noi, che potevamo ogni tanto approfittare di tali medicine, non certo degli antidepressivi che erano eccessivi per i nostri disturbi, ma degli ansiolitici, nella fattispecie del tavor, che mio padre distribuiva a destra e a manca, quando eravamo un po' angosciate per qualcosa, un esame difficile all'università, un fidanzato che non telefonava abbastanza o qualche malattia che non era la classica tonsillite con le placche.

Noi, cioè noi figlie, da bambine o ragazzine temevamo il tetano più di ogni altra cosa, fatta eccezione della morte vera e propria che però non consideravamo come una malattia, anche se per certi versi sì. Io, che per di più ero molto vivace avendo, come tutti dicevano, l'argento vivo in corpo, mi ferivo spessissimo e perciò dovevo angosciarmi per il tetano almeno un giorno sì e uno no d'estate in campagna e almeno un giorno alla settimana d'inverno in città. I bambini della mia scuola erano tutti vaccinati contro il tetano, ma noi no perché, come ho detto, diffidavamo dei vaccini e preferivamo inguaiarci la vita anziché farci fare un vaccino. In campagna invece i bambini non erano vaccinati, ma se ne fregavano altamente, e quando si ferivano non si disinfettavano nemmeno, anzi ridevano di noi che subito correvamo a casa a metterci il cosiddetto spirito sulla ferita. Lo spirito, cioè l'alcool, ma solo quello denaturato, era un'altra delle grandi passioni di mio padre, il quale però tra tutti i disinfettanti preferiva la tintura di iodio, che da noi era acquistata nella forma dello iodosan Zambeletti, in una bottiglia scura con una bella etichetta rosso vivace, la quale, come quella verde e nera con il neonato e la nurse del borotalco Roberts di cui abusava mia madre considerandolo la panacea per tutti gli inconvenienti della pelle come sudori, irritazioni, migliarina, brufoli e quant'altro, faceva subito pensare ai tempi antichi, cioè passati da un pezzo. Dello iodosan Zambeletti, da noi chiamato semplicemente tintura di iodio, mio padre era gelosissimo, perché lo usava per denti e gengive, stuzzicandoli e stuzzicandole con lo stecchino e l'ovatta arrotolato intorno come una specie di cotton fioc, ben prima che i cotton fioc fossero stati inventati o comunque importati in Italia. Nostro padre aveva da sempre grandi problemi con i denti, anche per colpa di un suo amico dentista il quale, quando curava un dente, quel dente poco dopo si spezzava e o cadeva da sé o bisognava andare a farselo estrarre. E, di conseguenza, per natura endogena aiutata in tutto e per tutto da quell'amico dentista però molto onesto, perché giustamente non si faceva mai pagare, mio padre aveva frequenti ascessi ai denti per curare i quali, oltre ad assumere antibiotici da cui, come ben si sa, traeva sempre gran beneficio, faceva impacchi di lattuga, scaldandola in quello stesso pentolino del brodo delle purghe, che era a sua volta molto simile a quello in cui riscaldava ogni mattina l'acqua per farsi la barba, anche quando a casa ormai c'era l'acqua calda e per giunta a profusione. Tale abitudine di scaldare sul fornello l'acqua per la barba gli era rimasta dai quei tempi, suoi e in parte anche nostri, durante i quali, pur avendo uno scaldabagno in casa, lo accendevamo solo allorché, cioè non tanto spesso, qualcuno doveva fare il bagno nella vasca.

Ogni volta che mi ferivo, cioè almeno una volta alla settimana in città e un giorno sì e uno no in campagna, io e mio padre, e qualche volta anche qualcuna delle mie sorelle, ci mettevamo ad aspettare il tetano. Per fortuna a quell'epoca si riteneva che il tempo d'incubazione del tetano, detto da noi semplicemente l'incubazione, fosse di solo ventiquattr'ore, ma pur tuttavia i tormenti di quelle ventiquattr'ore bastavano e avanzavano, anche perché in quel breve spazio di tempo c'era sempre da prendere la decisione se fare o meno il siero antitetanico. Mio padre diffidava dei vaccini, ma nei sieri, soprattutto antitetanici, aveva, chissà perché, la massima fiducia. Se i vaccini potevano portare la reazione, e le rare volte che abbiamo fatto un vaccino, contro la poliomielite per esempio, dovevamo sempre restarcene a casa per via della reazione, il siero era pure peggio, perché poteva provocare lo choc anafilattico, cioè o una morte bella e buona oppure paralisi, scimunimenti, cecità e guai simili. La prima volta che mi fecero il siero antitetanico, a quattro anni, credo che fosse siero di una mucca, mentre le volte successive era siero di cavallo che provocava una reazione minore. Oppure la prima volta era cavallo e la seconda mucca, chissà. Districarmi fra tutti questi animali di cui si parlava sempre molto, siero di mucca o siero di cavallo, siero di cavallo o siero di mucca, mi metteva una certa apprensione, anche se per fortuna allora non sapevo esattamente che cosa fosse il siero. Inoltre, sempre per via dello choc anafilattico, il siero non si poteva fare in una volta sola, ma almeno in due volte, il che significava almeno due punture. Per via dell'incubazione ritenuta allora così breve, l'incubo del tetano passava presto, anche se, per via di quell'argento vivo che avevo in corpo, non appena il pericolo di una ferita era passato, me ne facevo subito un'altra in modo da essere sempre pronta per la preoccupazione. Qualche anno dopo si venne a sapere che l'incubazione del tetano era molto più lunga, e così anche l'incubo diventò molto più lungo e a quel punto non c'era più il tempo di stare tranquilli. Spesso nascondevamo le ferite a nostro padre e ci disinfettavamo di nascosto, ma lui se ne accorgeva sempre, non tanto per la mancanza dell'alcool che gli dava poca noia, ma per la mancanza dell'ovatta, di cui era gelosissimo, perfino più geloso che dello iodosan Zambeletti. Mia madre invece non si disinfettava mai, al massimo si succhiava il dito quando si tagliava col coltello cucinando, e neanche credeva al tetano. Solo una volta, però, dovette crederci per forza perché per la strada le entrò nel piede un bel chiodo, e pure arrugginito, e allora papà la costrinse a fare il siero. Del tetano noi parlavamo spessissimo, sapevamo che cominciava con la *facies ridens*, *ridens* proprio come la iena, cioè sembrava che uno stesse ridendo e invece stava morendo di tetano, e sapevamo anche che il microbo del tetano, anaerobio com'era, non viveva in presenza dell'aria e il suo habitat naturale erano lo sterco, in altri termini la cacca, di cavallo e di mucca, dove chissà perché pare che non ci sia aria, e la ruggine che mangia l'ossigeno, e che, di conseguenza, era meglio disinfettarsi, invece che con l'alcool o con lo iodosan, con l'acqua ossigenata che aveva però anche i suoi svantaggi perché bruciava la pelle, tanto che una volta mi feci una bella ferita da ustione per essermi strofinata un graffio con l'acqua ossigenata per almeno mezz'ora.

Noi, come ho già detto e ripetuto, non eravamo vaccinate contro quasi niente. Avevamo fatto il vaccino contro il vaiolo, che a quell'epoca era obbligatorio, e avevamo tutte un cerchio rotondo sulle nostre braccia. Il mio però era quasi invisibile perché ero stata vaccinata una volta sola, da bambina così piccola che neanche me lo ricordo, e poi mai più. E di conseguenza ogni anno scolastico cominciava per me tra i tremori e le preoccupazioni per via di quel falso certificato di avvenuta vaccinazione contro il vaiolo che dovevo presentare ogni anno. Come ho detto, noi sorelle eravamo anche state vaccinate contro la poliomielite, ma solo con il vaccino Salk, quello che s'iniettava – e mai con il nuovo il vaccino Sabin che era cosa molto più semplice per i bambini, perché si succhiava su una zolletta di zucchero. Inutile dire che a casa nostra non si poteva nemmeno nominare tanto meno quindi iniettare la cosiddetta trivalente, cioè quel vaccino allora appena nato e per così dire a tre punte, che valeva contro difterite, tetano e pertosse, tutti e tre insieme, e che non era obbligatorio, ma solo fortemente consigliato dai pediatri, come dicevano le madri delle bambine della mia classe cui piaceva molto discutere di queste questioni mediche e vaccinali, come pure dei vantaggi della vitamina C. Nel nostro quartiere c'erano alcuni pediatri di cui tutti parlavano e che erano particolarmente di moda, quasi fossero articoli di abbigliamento o marche di lavatrici e televisioni. Noi però non li conoscevamo, e questo per diversi motivi, fra i quali la testa complicata di nostro padre, il fatto che fosse sempre lui a curarci e una certa penuria economica, motivo quest'ultimo che in verità derivava dal primo, dal momento che mio padre a un certo punto aveva smesso di lavorare sostanzialmente per due ragioni, la noia dermatologica che gli era cresciuta con la diminuzione dell'attività venereologica e uno di quei suoi famosi esaurimenti nervosi. Così sotto la scuola, chiacchierando con le madri delle mie compagne, mia madre se la doveva cavare con un «mio marito è medico e decide lui», mentre io mi sentivo una derelitta esclusa da quel mondo di vaccini, medici e vitamine di ultimo grido.

Mia sorella era guarita dalla difterite con le iniezioni di siero nella pancia, e anche a me, quando mi venne una specie di pertosse o tosse convulsa o canina che dir si voglia, furono fatte iniezioni di un certo siero, nel posto solito, però, vale a dire nei glutei, cioè sul sedere. In effetti non si capì mai se si fosse trattato di pertosse vera e propria o di cosiddetta parapertosse. Fatto sta che molto più tardi, cioè a più di vent'anni, la mia nipotina di quattro anni mi passò una bella tosse, pertosse o parapertosse chissà, che mi durò per tutta l'estate, con gli accessi che mi facevano vomitare ogni sera e il cosiddetto «tiro», cioè una specie di sibilo che annuncia il soffocamento. Anzi proprio questo cosiddetto tiro era la prova dirimente che una qualche tosse fosse pertosse vera e propria, con la conseguenza che ogni volta che avevamo la tosse con sospetto di pertosse o tosse canina o convulsa che dir si voglia, dovevamo fare un sacco di esercizi di tosse provocata, per capire se avevamo il tiro oppure no.

Alle elementari le mie compagne si ammalavano delle famose malattie esantematiche. Le malattie esantematiche erano di due tipi: esantematiche con nome, come morbillo, varicella e rosolia, o esantematiche numeriche, come quarta, quinta e sesta malattia. Se c'era un caso di questo genere di malattie nella mia classe, io a scuola non potevo andarci per timore del contagio. Qui però devo aggiungere che mio padre e quindi anche mia madre non consideravano la scuola come un luogo e una prassi d'obbligo, ma come un luogo dove si poteva andare solo quando si era in perfetta salute, in classe non circolava nessuna malattia e le condizioni climatiche o atmosferiche erano abbastanza clementi, cioè quando non faceva troppo freddo, non pioveva né tirava vento forte. Tutti questi motivi mi avevano già escluso dall'asilo, che comunque a casa mia era malvisto perché considerato luogo per bambini poveri e abbandonati, in altri termini come una specie di orfanotrofio, nonché dalla primina, e avevano anche fatto sì che in prima elementare, benché avessi l'età giusta per andare alla scuola pubblica, mi avessero messo in una scuola privata, perché nella scuola privata, come dice la parola stessa, c'erano evidentemente meno bambini che in quella pubblica – nella fattispecie solo nove nella prima classe e dodici nella seconda – e di conseguenza meno possibilità di contagio di malattie che ovviamente aumentavano con il numero degli alunni. Il secondo motivo, che valeva però solo per mio padre di cui lei era la preferita, era quello che la mia sorella terzogenita, cioè quella della difterite, aveva avuto solo la varicella e non il morbillo, con la conseguenza che, se nella mia classe c'era un caso conclamato di morbillo o un caso dubbio di malattie simili, tipo rosolia o esantematiche numeriche, si toglieva me dalla scuola e si mandava mia sorella dai nonni, che a quell'epoca abitavano per fortuna al piano di sopra, perché ormai lei era adolescente e col morbillo avrebbe rischiato moltissimo, cioè in effetti la vita in quanto tale. Il risultato di questi allontanamenti preventivi durante le classi elementari fu che io presi la varicella in prima media, con la febbre a quaranta, bruciori terribili, uso e abuso di talco mentolato, gli orecchioni nell'estate dei miei dodici anni, e il morbillo nelle vacanze di Pasqua della quarta ginnasio, quando avevo quasi quindici anni e sarei dovuta andare a Roma per uscire e magari sperimentare il primo bacio con un ragazzino che mi piaceva.

Noi in verità eravamo edotte in molte malattie, soprattutto in quelle che per lo più toccavano gli adulti. Un'eccezione era però l'epatite virale, giacché l'epatite virale non colpiva né i bambini né i veri adulti, ma piuttosto le ragazze o i ragazzi, cioè i fratelli e le sorelle maggiori delle mie amiche e dei miei amici, oppure gli amici e le amiche delle mie sorelle. Nella e Maurizio, per esempio, rispettivamente sorella e fratello maggiore di amici miei nonché amica e amico delle mie sorelle, si erano ammalati di epatite virale, malattia che io temevo massimamente per via delle allora recenti fleboclisi, chiamate da mia madre erroneamente enteroclisi. A suo fratello, cioè a mio zio che, come ho detto, era medico anche lui e di cui avevo un certo timore benché fosse cardiologo, piacevano molto queste nuove fleboclisi, e talvolta le faceva fare ai suoi figli, anche nel caso delle cosiddette forme virali. Benché si trattasse di una malattia da fratelli e sorelle maggiori, di epatite si ammalò Cinzia, la ragazzina di due anni più piccola di me che abitava al piano di sotto e con la quale mi vedevo quasi ogni giorno. Tanto per cambiare, persi la pace per via della fissazione sull'epatite virale. Cinzia aveva anche lei un padre medico – medico vero e proprio, però, e non medico non medico come il mio – del quale avevo una certa paura, ma che per fortuna mi ricucì un braccio quando finii nella porta a vetri di casa mia. Cinzia aveva avuto la pertosse da neonata e da allora le era rimasta una debolezza, cioè le veniva la tosse a ogni piè sospinto, anche soltanto se correva o se mangiava la cioccolata. Quando sudava, magari perché era bella cicciottella e io la facevo scalmanare con la mia magrezza e il mio argento vivo, al primo colpo di tosse arrivava subito suo padre annunciando la prossima puntura che le sarebbe stata fatta prima di andare a letto, e allora a lei le si riempivano gli occhi di lacrime e a me mi veniva la tremarella per solidarietà, ma anche per scampato pericolo che consisteva nell'avere un padre medico che però proprio medico non era. Ciò accadeva per lo più intorno alle sette di sera, cioè all'ora del brodino che mangiava per cena dietetica, in quanto, come ho detto, era bella cicciottella, proprio al contrario di me che ero secca secca e inappetente. Cinzia ebbe l'epatite quando io avevo quattordici anni passati quasi quindici, e la certezza di essermela presa fu tale che i prodromi del morbillo, che mi venne appunto a quattordici anni passati quasi quindici per via di quella politica preventiva di mio padre nei confronti delle malattie esantematiche infantili, furono da me scambiati per segni dell'epatite virale col risultato che stavo ferma immobile nel letto perché ero sicura che alzandomi avrei vomitato e allora quella sarebbe stata la prova definitiva, perché io di solito non vomitavo mai, se non per contagio oculare o olfattivo, cioè quando vedevo o fiutavo qualcun altro vomitare. L'epatite virale aveva molte forme, anche se allora si parlava pochissimo dell'epatite C e la si chiamava, quasi quasi si trattasse del prodotto di nuove logiche modali, epatite nonA e nonB. Dall'epatite B ci sentivamo al sicuro, perché noi le trasfusioni non le avevamo mai fatte e i rapporti sessuali non sapevamo neanche che cosa fossero o tutt'al più solo per sentito dire. Così temevamo soltanto l'epatite A che mio padre chiamava itterizia, cioè con il nome che aveva ai suoi tempi. Lui di itterizie ne aveva avute due, e anche a questo proposito si citava un miracolo dello zio futuro santo, il quale, essendo, come ho detto, all'epoca il medico di famiglia della sua famiglia, era venuto a visitarlo a casa e subito gli aveva detto «Enrico, tu hai l'itterizia», benché la stanza fosse completamente al buio e fosse quindi impossibile vedere il colore giallo della faccia del malato, cioè di mio padre. Io temevo sommamente l'epatite A perché sapevo che in quel caso non me la sarei scampata dalle fleboclisi che erano, come ho già detto, una novità degli ultimi tempi. Per di più l'epatite andava denunciata con il conseguente rischio di finire in ospedale. Nel caso delle malattie infettive, infatti, la denuncia era di regola e mio padre sbandierava questa denuncia come la peggiore delle minacce. Quando gli saltavano i nervi perché non riusciva a capire che malattia avessimo, cioè in pratica quando non avevamo una bella tonsillite inequivocabile per via delle sue placche, mio padre sbraitava che tutto sarebbe finito in denuncia, cioè in un ricovero coatto al Cotugno, l'ospedale che già solo a nominarlo faceva venire a chiunque la pelle arricciata delle oche. Dire Cotugno era come dire lazzaretto, andare al Cotugno, essere ricoverato al Cotugno era per noi quasi peggio che morire. La lista delle denunce, cioè la lista delle malattie da denunciare nel caso in cui ce le fossimo prese, noi la leggevamo nel libro che era la nostra bibbia medica, il cosiddetto Roversi. In verità Roversi era il cognome dell'autore, di cui comunque mai si nominava il nome proprio, ma per noi era come un titolo che preso per intero recitava: *Roversi. Diagnostica e terapia*, anche se per abbreviazione e confidenza lo chiamavamo semplicemente il Roversi. Noi leggevamo spessissimo questo Roversi, talvolta perfino a letto prima di addormentarci, quasi che fosse un romanzo d'amore o d'avventura, di certo meno commovente di *Piccole donne* o *Pattini d'argento*, ma molto più istruttivo intorno a tutte quelle nozioni che ci sarebbero servite nella nostra carriera di medico non medico. Le mie sorelle leggevano sempre le descrizioni delle malattie possibili, quelle che avremmo veramente potuto avere, mentre io, che ero la più codarda di tutte, leggevo solo la descrizione delle malattie altamente improbabili, menzionate, per esempio, in certi film ambientati in terre lontanissime, come la febbre gialla di cui muore Henry Fonda in *Jezebel*, oppure scomparse da secoli, come la peste bubbonica di don Rodrigo, e inoltre leggevo tutto sulla sifilide, innanzitutto in omaggio a mio padre e alle sue conoscenze, poi perché dei rapporti sessuali, come ho detto, sapevo ben poco e solo per sentito dire e infine perché, come sempre diceva mio padre, ora si poteva curare con la penicillina in quattro e quattr'otto. Anche di quella schifosa malattia che è il colera ogni tanto leggevo la descrizione, innanzitutto perché di colera erano morte tante persone famose, a cominciare, o meglio a cominciare di certo no ma neanche a finire, dal pittore preferito di mio, anzi nostro, padre, il famoso Antonio Sminck Pitloo, per il quale lui aveva una vera e propria venerazione, tanto che non solo parlava spessissimo della sua morte per colera all'età di quarantasette anni, ma vedeva la sua firma di qua e di là, cioè in quasi tutti i quadri ottocenteschi raffiguranti vedute di Napoli, che lui subito acquistava proprio per cercarvi la firma del suo pittore preferito anche quando non era visibile in quanto, come diceva lui, si era consumata. E in secondo luogo perché credevo che il colera fosse scomparso o che esistesse ormai soltanto in quei paesi che allora con grande sufficienza per non dire alterigia chiamavamo sottosviluppati. Alcuni anni dopo, però, per sfortuna al mio ultimo anno scolastico, quando cioè il fatto che la scuola cominciasse con più di un mese di ritardo non mi arrecò proprio nessun piacere ma solo una grande ansia di non riuscire a finire i programmi di studio per la maturità, mi dovetti ben ricredere su quella scomparsa, perché il colera tornò bel bello a Napoli, che d'altronde era sempre stata una delle sue città preferite, causando un gran panico e divieti alimentari d'ogni genere soprattutto in fatto di frutti di mare, con la conseguenza che a casa nostra non si mangiarono mai più i mitili, cioè le cozze, e mio padre ci portò subito a fare il vaccino contro il vibrione nonché la terapia preventiva a base di sulfamidici. Tornando al succitato Roversi, va sottolineato che noi di ogni malattia leggevamo l'eziologia, l'incubazione, la diagnosi differenziata e la prognosi, nonché i tre terribili aggettivi che accompagnavano la prognosi – fausta infausta o riservata. E la prognosi riservata, sempre mi chiedevo, era riservata a chi?

Mia madre, bella e sana com'era, aveva paura soltanto delle malattie come la leucemia e il cancro. Mia madre, quindi, aveva paura soltanto delle malattie per così dire mortali mortali, cioè mortali ripetuto due volte, ovvero mortali per tutti e considerate tali da tutti, non solo da noi che ritenevamo mortali più o meno tutte le malattie, tranne la tonsillite con placche ed eventualmente la sifilide e la blenorragia. Per sé stessa mia madre temeva solo il cancro, che però lei chiamava sempre tumore, e nella fattispecie temeva soprattutto il tumore all'utero di cui erano morte sua zia e tante amiche, e anche, ma chissà perché in misura minore, quello al seno o meglio alla mammella, mentre della leucemia non aveva paura per sé e neanche per noi, ma piuttosto in sé, tanto che a casa nostra la leucemia, in un certo qual modo, anzi non in un certo qual modo ma tout court, non si poteva quasi nominare e infatti neanche si nominava. Ma pur senza nominarla si capiva subito che qualcuno era morto di quella cosa lì che neanche si poteva nominare e lo si capiva già quando, per esempio, si parlava di cortisone, cioè di quella famosa medicina che, benché mio zio e mio cognato la dessero anche in occasione delle cosiddette – da loro, ma mai, come ho detto più volte, da nostro padre – forme virali, a noi faceva subito venire in mente la leucemia che si curava, anzi non si curava affatto, perché si moriva proprio senza eccezione, per l'appunto col cortisone. Nella nostra famiglia c'era stato un ragazzo morto appunto di leucemia. Era il figlio di una cugina di nostro padre sfortunata oltre ogni dire perché aveva già perso un altro figlio in tenera età, e poi quest'altro al quale – quasi a sfidare gli dei o Dio medesimo – era stato dato proprio lo stesso nome di quello morto da bambino – cosa che da noi per fortuna non è mai capitata, ma che comunque sarebbe stato impossibile che capitasse, dal momento che per paura di morte anticipata non era nemmeno ben visto che ai neonati si dessero i nomi dei nonni, fatta eccezione per la nostra nonna paterna il cui nome veniva dato di qua e di là. Comunque questo ragazzo che aveva preso il nome del fratellino morto era morto a vent'anni per l'appunto di leucemia, cioè di quella malattia che da noi neanche si poteva nominare. E in effetti nemmeno lui si poteva nominare perché, se ben mi ricordo, ma tutto quel che posso ricordare è molto incerto perché qui si entrava proprio nella sfera e atmosfera delle cose indicibili, mia madre era andata addirittura a trovarlo o meglio a vederlo all'obitorio e quando si pronunciava il suo nome o il cognome della sua famiglia, mia madre sbiancava in volto e si sentiva mancare. La leucemia restò innominabile anche quando ad averla fu il figlio, anche lui buonanima, del fattore di mio nonno. Lo andai a trovare insieme a mia madre e me lo ricordo benissimo pallido pallido e gonfio gonfio nel letto. Di leucemia poi morì anche una mia compagna della scuola elementare, e durante tutta la sua malattia, ogni giorno pregavamo per lei nella preghiera mattutina con cui cominciava la lezione scolastica, nonostante il fatto che la nostra fosse una scuola pubblica. La leucemia terrorizzava soprattutto una delle mie sorelle quella delle tonsilliti e della difterite, la quale, quando aveva qualche disguido mestruale, che so una mestruazione anticipata, o una malattia che non era un'evidente tonsillite, si metteva a letto al buio a piangere pensando alla leucemia. Io invece cominciai ad avere paura della leucemia, solo quando cominciai ad avere paura anche del linfogranuloma, che per me allora erano più o meno la stessa cosa, ma che, come ora ben si sa, sono due malattie molto chiaramente distinte.

Quanto a paura delle malattie la mia famiglia era, dunque, così suddivisa: mio padre aveva paura di tutte le malattie tranne che del tumore, mia madre non aveva paura di nessuna malattia tranne che del tumore. Di conseguenza noi, e soprattutto io che chissà perché dell'eredità comune mi sono accaparrata il peggio del peggio, cioè il naso grosso e i capelli crespi di mio padre e l'ansia di mia madre, abbiamo ereditato sia la paura di tutte le malattie che la paura somma del tumore. E così tutte queste paure mescolate fra loro hanno formato una specie di broda panica onto-oncologica, con il risultato che la paura di tutte le malattie messe insieme mescolata alla paura del tumore è diventata la paura che ogni malattia sia un tumore.

A voler essere precisi dovrei specificare che mia madre non aveva paura di nessuna malattia tranne che del tumore all'utero, che io però da bambina sapevo essere cosa da grandi, e quindi non me ne curavo. Come ho detto, di tumore all'utero era morta la zia di mia madre, della quale si parlava poco e si taceva molto, ma comunque se ne parlava sempre come di quella che aveva avuto il tumore all'utero a trentasei anni, età che mia madre considerava quindi particolarmente pericolosa. Di tumore allo stomaco invece era morto suo padre, cioè mio nonno, all'età di quarantanove anni, ma mia madre questo tipo di tumore non lo temeva, perché lo considerava una cosa da uomini ed essendo all'antica credeva fermamente che le cose degli uomini non potessero riguardare le donne. Aveva, come ho detto, anche una certa paura del tumore al seno che era evidentemente cosa da donne ma che a lei e alle sue amiche, chissà perché, sembrava più raro, più decoroso e meno mortale del tumore all'utero. Talvolta però si diceva tumore alla mammella e allora già solo quel termine mammella era un brutto segno, perché faceva pensare a un organo che, quando non si trattava di mucche, serviva solo a ospitare un tumore. Quando mai altrimenti si parlava di mammelle nel caso delle donne?

Mia nonna raccontava sempre che proprio quella parola TU-MO-RE lei l'aveva letta sulle labbra mute del medico, che voleva informare solo lei e non suo marito là presente del male da cui era affetto. E così a mia nonna era venuto un colpo, ma grazie a dio senza che suo marito se ne accorgesse. Al nonno, infatti, il medico aveva mentito e, tanto per dargli una speranza, gli aveva diagnostico la lue, malattia di cui si poteva parlare forse ancor meno che della sifilide con cui era in qualche modo apparentata, soprattutto in quella strana forma delle cosiddette gomme luetiche che erano state fintamente diagnosticate al povero nonno che sul piano della vita privata era sicuramente un santo. L'altro nonno, l'unico che abbiamo conosciuto, invece era sanissimo, ed è vissuto fino a novantaquattro anni, quasi senza malattie, tranne una volta, in cui si ammalò di una misteriosa malattia mai sentita prima, e in verità neanche dopo, la mesenchimopatia, secondo la definizione di un grande luminare che all'epoca si faceva pagare 100.000 lire per ogni visita a domicilio, con grande scandalo e ammirazione da parte di tutti. Da questa misteriosa malattia il nonno guarì per l'appunto col cortisone che in certi casi, con molto stupore in particolare di mio padre, effettivamente funzionava. Lasciando da parte questo inciso e tornando al tumore, va sottolineato che la parola tumore faceva, e tuttora fa, rima con rumore, cosa che mi pareva una vera contraddizione, dal momento che quella parola continuavo a vederla scritta sulle labbra dello sconosciuto medico che l'aveva diagnosticata a mia nonno senza alcuna emissione sonora. A quell'epoca, cioè all'epoca dei nonni e dei genitori ma un po' anche mia, tumore così da solo voleva sempre dire cancro, cioè era un'abbreviazione di tumore maligno, mentre se si voleva dire benigno, si doveva sempre specificare tumore benigno. Qualche volta nel caso dell'utero si parlava di fibromi e di utero fibromatoso e a proposito del seno si poteva anche parlare di adenoma, ma si trattava sempre di affezioni sospette, perché a quell'epoca si riteneva che tutto potesse degenerare. Cosicché, come ripeteva spesso mia zia, era meglio non avere nessuna malattia che finisse in oma, tranne il lipoma, che si sapeva essere cosa banale. Mia madre, che l'utero ce l'aveva sempre in testa, aveva anche una gran paura dei fibromi all'utero, che lei chiamava semplicemente fibroma e quindi aveva paura del fibroma. La parola cancro allora non si usava mai, e il termine carcinoma esisteva solo nel linguaggio di mio cognato che era fresco di studi di medicina recentissima. Di tumore al seno si era anche ammalata, nonché morta, una cugina di mio padre, ma soprattutto la madre del protagonista di un racconto del libro *Cuore*, Dagli Appennini alle Ande, che però era guarita. A dire il vero, tanto chiaro quel racconto non era quanto agli esiti, anche perché all'epoca del libro Cuore, anzi del Librocuore perché mai si diceva solo Cuore, ma sempre Librocuore forse per evitare le confusioni con l'omonimo organo, si era ancora più eufemistici intorno a queste malattie e organi che poco si conoscevano e che era sconveniente nominare. Nel caso del racconto del libro Cuore o Librocuore, che dir anzi scriver si voglia, pareva che la storia avesse un lieto fine e che il tumore al seno sarebbe scomparso con l'operazione cui la madre decide di sottoporsi alla vista del figlio giunto fin laggiù in Argentina. Io però restavo sempre un po' perplessa e avrei preferito un resoconto medico più dettagliato ed esplicito in proposito.

Anche rispetto alla morte c'era una bella differenza fra mia madre e mio padre. Mia madre credeva solo nella morte per tumore, perché riteneva che da tutte le altre malattie il corpo ce l'avrebbe fatta da solo a guarire, cioè senza l'aiuto di niente e di nessuno, proprio come le lavatrici e le lavapiatti che secondo lei si riparavano da sole, se soltanto si smetteva di usarle per un po', mentre mio padre, che era un uomo molto all'antica, credeva in tutte le altre morti. Per esempio nella morte per ileo miserere, malattia che nessuno ha mai ben capito che cosa fosse e che io immaginavo come un grido proveniente dall'ileo, cioè dall'intestino, che per il dolore invocava pietà. Da principio, vale a dire nei primi dieci anni della mia vita, io ritenevo di dover seguire mio padre nel prediligere la preoccupazione per le malattie in disuso e perciò temevo moltissimo la tubercolosi, tisi o tbc, nonostante il fatto che mio padre mi ripetesse che ormai non c'era da averne più alcuna paura, perché la si poteva curare facilmente con gli antibiotici nei quali lui aveva, come ho detto e ripetuto più volte, la massima fiducia, in particolare con la streptomicina. Ma quella questione dello sputare sangue, la famosa emottisi, mi generava molta apprensione, anche nel caso di una malattia che stava ormai scomparendo perché guariva con gli antibiotici. E quindi, soprattutto dopo aver visto un film con Greta Garbo dal titolo *Margherita Gauthier* ispirato evidentemente alla *Signora delle camelie*, non facevo che temere che mi uscisse un gran fiotto di sangue dalla bocca. Così, passando per il bagno, sputavo un po' nel lavandino per controllare se ci fosse sangue, ma sputavo sempre di sera al buio e a occhi semichiusi in modo da non vedere quasi niente e prepararmi pian piano al sangue, caso mai ci fosse stato. In altri termini prima sputavo al buio e a occhi chiusi, poi aprivo un po' gli occhi sempre al buio, poi accendevo la luce nel corridoio adiacente al bagno, e poi quando ero abbastanza sicura che non ci fosse sangue, m'incoraggiavo a sputare di più e con più forza e, per controllare ancora meglio, alla fine accendevo anche la luce del bagno. Questo esercizio di sputo al buio è durato per parecchi anni, e diventava molto ricorrente nei periodi di stress scolastico.

Io, come si sarà già capito, avevo una certa predilezione per il controllo. Forse perché tutti mi dicevano «controllati, controllati», per via dell'argento vivo che avevo in corpo o perché quando m'infuriavo mi mordevo fortissimo il braccio e facevo altre scene di nervi. Ma, anziché controllare me stessa, cosa che sarebbe stata sicuramente utile, io controllavo meticolosamente soltanto il mio corpo, proprio con la stessa meticolosità con cui controllavo e ricontrollavo i calcoli di aritmetica che mi assegnavano come compito a casa, perché proprio, e dio solo sa perché, del mio corpo non mi fidavo per niente – come, del resto, dei miei calcoli di aritmetica perché ero alquanto distratta e mi scappavano tanti errori a causa di quella maledetta distrazione – e ritenevo quindi che mi potesse piantare in asso in ogni momento. E, infatti, ogni tanto, soprattutto quando accompagnavo mia madre dal macellaio o andavo in chiesa a fare la comunione, mi sentivo mancare e talvolta sono mancata veramente, cioè sono svenuta, in chiesa per esempio, anche perché allora la comunione si faceva pressoché a digiuno in quanto dovevano trascorrere tre ore dall'ingerimento di cibi solidi e un'ora da quelli liquidi, tranne nel caso dell'acqua e delle medicine che, com'era noto e anche testualmente scritto nel libretto del catechismo, non rompevano il digiuno.

Molti di questi meticolosi controlli io li facevo con l'ausilio di una pila, anzi di una piletta, dal momento che era piccolissima. Era un regalo di mio padre al quale a sua volta era stata offerta da non so quale casa farmaceutica, una piletta bianca che smontavo e rimontavo di continuo e aveva stampato in blu il nome di una medicina, antimicotico o anti acne, chi lo sa. La utilizzavo per guardarmi la gola, per capire quanto fosse rossa, ma soprattutto per valutare la grandezza delle tonsille che a quell'epoca erano sempre un po' gonfie. E se mi accorgevo di avere il mal di gola e le tonsille gonfie, prendevo gli antibiotici di nascosto, ma questo solo dai tredici anni in su, e soltanto di sabato, quando volevo andare a tutti i costi a una festa, anzi a un cosiddetto, soprattutto dalle mie sorelle, balletto, e ben si sapeva che mio padre non mi avrebbe mai permesso di andare da nessuna parte, tanto meno a una festa, con le tonsille gonfie. Tale pila o piletta che dir si voglia si rivelava particolarmente utile di notte, quando nel buio mi veniva la necessità di controllare se per caso non fossi diventata cieca, e allora bastava un piccolo clic sotto le coperte, che neanche svegliava mia sorella, per controllare se ancora ci vedessi. Anche la storia della pila è durata un bel po' di tempo, ma con delle interruzioni, per esempio quando lo stress scolastico diminuiva, cioè soprattutto durante le estati in campagna.

Nonostante questa gran paura delle malattie che ci univa tutti quanti, noi non avevamo particolare cura dei nostri corpi, non praticavamo nessuno sport, non andavamo mai a visite di controllo dai dentisti, né avevamo riguardi speciali o divieti nell'ambito del nutrimento, mangiavamo molta frutta solo perché ci arrivava dalla nostra campagna e non ci costava niente, ma non perché pensassimo che facesse bene, come invece si pensa oggi. Anzi mia madre diceva sempre che bisognava mangiare soprattutto le sostanze, o meglio la sostanza. E se, per esempio, mangiavo solo frutta, carote e finocchi, che erano i miei cibi preferiti, si sottolineava sempre che non avevo mangiato sostanza, e mio nonno che d'estate ogni sera si faceva un'insalata con patate e verdure cotte doveva sempre aggiungere un po' di sostanza, e per lo più la sostanza erano la carne o il pesce, ma qualche volta anche la pasta. Il pane, invece, non era mai considerato sostanza. Sebbene non ci curassimo molto né dei controlli medici, né di quelli odontoiatrici né dello sport né della scelta dei cibi, ogni tanto cominciava la campagna delle cure ricostituenti, soprattutto nei miei confronti che, come ormai si sa, ero molto magra, e a quel tempo la magrezza non era affatto ben vista, perché poteva essere il sintomo di numerosissime malattie, per non dire di tutte. Le cure ricostituenti erano accettabili finché restavano per via orale o per os, come nel caso del be-total, uno sciroppo di complesso vitaminico B, dal gusto dolciastro di banana, oppure per via rettale o anale, cioè mediante supposte, come nel caso del calci-ostelin che mi è stato somministrato o meglio infilato per anni con la scusa dell'argento vivo e del nervosismo. Regolarmente, però, si ripresentava la minaccia delle iniezioni ricostituenti. Già l'uso del termine iniezioni, cui tenevamo molto, mostrava come fossimo una famiglia perbene e colta, perché a Napoli si parlava sempre di siringhe ricostituenti, anzi solamente di siringhe, di fare le siringhe, mentre il termine iniezioni sottolineava giustamente la differenza fra il mezzo e il fine. Io riuscivo in qualche modo a sopportare i vaccini e i sieri, perché erano iniezioni per così dire una tantum, mentre odiavo le iniezioni ricostituenti, che si sapeva quando avevano inizio, ma non si sapeva mai quando sarebbero finite. E quindi ti rovinavano la vita, e nella fattispecie la giornata, che finiva scandita dall'attesa delle iniezioni. Se venivano praticate di mattina uno proprio non ce la faceva ad addormentarsi con quella bella prospettiva di risveglio e se, come per lo più accadeva, venivano praticate la sera, la cosa rendeva nervosa e lugubre tutta la giornata, soprattutto i pomeriggi che di solito – cioè in tempi privi di iniezioni ricostituenti – ne erano invece la parte migliore perché liberi dalla scuola. E non erano meglio, anzi quasi quasi erano anche peggio, le iniezioni che si facevano un giorno sì e uno no, perché uno si illudeva che finissero e invece ricominciavano puntualmente. Io riuscivo a sopportare solo le iniezioni inaspettate, quelle che coglievano di sorpresa, mai quelle programmate, e programmate per giunta a lunga scadenza. Le iniezioni di penicillina potevano ancora andare, perché era raro che ce ne venissero fatte più di due o tre. Una volta, però, i nervi di mio padre, sempre a fior di pelle nonostante gli ansiolitici, saltarono completamente perché io fuggivo da ogni parte, tanto che lui si arrese e per rabbia spruzzò la penicillina in direzione del soffitto, cioè in aria, anziché là dove avrebbe dovuto.

Quando la febbre durava più del solito e mio padre diventava nervoso oltre misura perché non vedeva placche in gola, veniva chiamato il nostro pediatra, l'odiatissimo, soprattutto da me, dottor Vece. Siccome il suddetto e odiato dottor Vece arrivava di sera, io mi preparavo alla sua venuta con esercizi di vario genere, innanzitutto potenti e rumorose soffiate di naso per liberarmi dei muchi ed evitare così che s'intavolasse il discorso dell'operazione di adenoidi. E in genere a furia di soffiare e strasoffiare, ottenevo risultati talmente soddisfacenti che per lo più il medico l'operazione non la nominava nemmeno. Una volta, incitato dall'insidiosa domandina di mia madre – dottore, che cosa si può fare per questa bambina così magra? –, il suddetto e odiato dottor Vece prescrisse iniezioni ricostituenti di nome epargriseovit. Ora non ricordo bene che cosa accadde quando il dottor Vece se ne andò, probabilmente non riuscii, anche perché ero ammalata, a usare tutta la forza dei miei potentissimi nervi, buttandomi per esempio a terra urlando e tirando calci a destra e a sinistra, come in genere facevo ogni volta che si nominava l'operazione di adenoidi o anche solo l'eventualità di andare dall'otorino. Comunque questo benedetto, o meglio maledetto epargriseovit – che nel frattempo era diventato di gran moda perché se lo facevano iniettare tutti, cioè mia madre, mio padre e Anna, la cameriera di mia zia, la quale però, sentendosi molto procace con i suoi capelli corvini cotonati e le mutande rosse col merletto nero, si rifiutava di farsi fare le iniezioni da mio padre in quanto maschio, preferendogli addirittura la mano inesperta di mia madre – fu non solo prescritto, ma anche comprato e iniettato, cosicché non ebbi più pace per almeno due settimane, con il risultato che al grande stress scolastico, provocato in massima parte da certe difficilissime esposizioni orali richieste dall'insegnante di lettere, si aggiunse lo stress delle iniezioni che, come ho detto, facevano venire o la depressione diurna o l'angoscia notturna. E allora oltre alla magrezza e al fatto che non mangiavo perché ero mezza anoressica, mi venne anche l'insonnia e appena uscivo di casa mi pareva subito di svenire, soprattutto in chiesa quando dovevo fare la comunione pressoché a digiuno oppure quando accompagnavo mia madre dal macellaio, dove si stava in fila per ore per via del fatto che la carne era migliore e costava meno di quella del macellaio di fronte. Le iniezioni ricostituenti di epargroseovit peggiorarono quindi di molto il mio stato generale, e per di più mi venne anche male alle natiche, cosa che sottolineavo trascinandomi la gamba come una povera zoppa, al punto che in casa mi misi a camminare aiutata da un ombrello che faceva le veci di un bastone, e fu allora che, di fronte al rischio di ritrovarsi una figlia storpia, mio padre lasciò perdere le iniezioni di epargriseovit prima ancora di finire la scatola, con gran beneficio del mio stato generale.

Io i medici li odiavo tutti, ad eccezione di quelli della mia famiglia e soprattutto di mio padre che però, come ho detto, non era un medico vero e proprio, bensì un medico non medico. Massimamente odiavo i pediatri, e in particolare, come ho detto, il dottor Vece. Anche perché, come già indicava il suo cognome, era venuto a fare la vece del mio primo pediatra prematuramente scomparso, il quale si chiamava Buonocore, di nome e di fatto evidentemente, perché sempre si diceva, anche se la cosa mi è sempre parsa assai strana, che all'epoca fossi addirittura contenta di andare da lui a farmi visitare e controllare. Tal dottor Buonocore mi aveva avuto in cura nei primi di anni vita, quando, come diceva sempre mia madre, «crescevo benissimo» e non ero quello stecchino che sarei diventata verso i miei quattro anni, quando per di più i miei capelli biondi e ricci diventarono, dopo un taglio evidentemente sbagliato nella forma e nella sostanza, di colore castano scuro e di materia crespa e arruffata. Il dottor Buonocore di nome e di fatto, nonché buonanima, come sempre aggiungeva mio padre, era morto in circostanze quanto mai eccezionali, cioè decapitato da una persiana avvolgibile di tipo moderno, in verità non proprio decapitato con un taglio netto come nel caso di una ghigliottina, ma comunque ucciso da un colpo di persiana sulla nuca. Da allora, ogni volta che ci avvicinavamo a una persiana avvolgibile, mio padre ci ammoniva, «Attenzione, bambine, ricordatevi del povero Buonocore», mentre quando portavamo un bicchier d'acqua su un vassoio, soprattutto per le scale, dovevamo sempre ricordarci della signora Iesu, che in verità non avevamo mai conosciuto, ma sempre solo sentita nominare, la quale aveva perso un occhio appunto cadendo per le scale mentre portava un bicchier d'acqua su un vassoio.

Una volta in cui il dottor Vece non venne a visitare me, ma la mia sorella delle tonsilliti che, evidentemente quella volta non aveva una tonsillite perché altrimenti mio padre non l'avrebbe certo chiamato e l'avrebbe curata con la solita ambramicina vitaminica P, io, che, come ho detto, i medici li odiavo sopra ogni cosa e massimamente i pediatri, entrai in notevole apprensione e volevo scappare o nascondermi sotto qualche letto. A quel punto un'altra mia sorella, quella della meningite che, come ho detto, nonostante quella terribile malattia era rimasta sana di corpo nonché, per quanto possibile nella nostra famiglia, di mente, cominciò a fare minacce e ricatti allo scopo di accrescere la mia paura. E siccome non volevo che né il pediatra né il suo sguardo neanche mi sfiorassero, lei mi obbligò a mangiare un po' di sugna o strutto campagnolo, insomma grasso di maiale bello e mollo, perché altrimenti avrebbe detto al dottor Vece che ero in casa. Io, anche se sommamente schifata, quella sugna la mangiai davvero, proprio come se si trattasse di una medicina o viatico santo, senza nemmeno sputarla di nascosto in qualche lavandino. Fatto sta che, probabilmente a causa del cucchiaino di sugna o della somma emozione, quando mia madre mi chiamò perché l'odiato dottor Vece, per sua autonoma decisione o dietro proditorio suggerimento di qualcuno, s'era ricordato di me e mi voleva salutare, io dopo avergli coraggiosamente teso la mano, appena si chiuse la porta dietro di lui, svenni lunga per terra né più né meno che come una scema. E lui dovette subito tornare indietro, ma in quell'occasione, non si occupò tanto di me che nel frattempo ero rinvenuta bensì di mia madre che, a vedermi svenire come una scema, era quasi morta. E quando rinvenni, cioè subito, non si parlò nemmeno di epargriseovit.

Fu l'allora detto linfogranuloma, che oggi si chiama invece semplicemente linfoma subito accompagnato dalla specificazione Hodgkin o non Hodgkin, a gettarmi a capofitto nel mondo delle malattie mortali mortali, cioè mortali ripetuto due volte. Fino a quel momento la nostra paura delle malattie che, come ho detto, prevedeva quasi sempre una possibilità di morte, non coincideva con la paura della morte in quanto tale, perché quella possibilità era sì sempre presente, anzi presentissima, cioè sempre davanti agli occhi, ma era più una possibilità nel pensiero e nelle nostre teste che non una possibilità vera e propria e quindi condivisa da tutti. Se, per esempio, uno di noi diceva di avere paura del tetano, della difterite e della tubercolosi o magari dell'ileo miserere e della cistopielite, c'era sempre qualcun altro, all'interno della nostra famiglia e soprattutto al di fuori, che subito diceva che si trattava di una stupidaggine, o perché era vaccinato e neanche capiva come si potesse aver paura di malattie che col vaccino erano praticamente scomparse o perché credeva negli antibiotici o perché, come nel caso dell'ileo miserere e della cistopielite, neanche sapeva che malattie fossero. Quando invece uno diceva di aver paura di quelle malattie mortali mortali, per esempio della leucemia, del linfogranuloma o del tumore, anzi del cancro o addirittura del carcinoma, tutti annuivano, e nessuno diceva che era una bella stupidaggine. Il che significava che in questi casi la possibilità di morte diventava una vera e propria realtà, perché valeva per tutti e non solo per noi che ritenevamo che tutte le malattie fossero mortali al fine di produrre quella broda panica mescolata di tutto di cui ho già parlato, o per alzare grandi polveroni in cui la morte quasi quasi si confondeva con una bella guarigione. Inoltre il tetano e la difterite che pur mortali erano, per non parlare poi dell'ileo miserere e della cistopielite, s'incontravano ormai poco nei nuovi ospedali, e i sanatori dove si curava la tubercolosi o tisi che dir si voglia erano ormai talmente in disuso che spesso, come per esempio nel caso di quello situato nel paese di Santa Tecla dove l'aria era particolarmente confacente ai malati, neanche li portavano a termine e se ne stavano lì, costruiti solo a metà, a mostrare che ormai le affezioni tubercolotiche o tisiche guarivano facilmente con gli antibiotici e per lo più a casa. Tutte queste malattie per così dire mortali ma non troppo assomigliavano alla sifilide, di cui, come ormai si sa, nostro padre era un professionista esperto, e si curavano tra pentolini in cui bollivano siringhe pronte per riempirsi di antibiotici e tutta una serie di curiosi oggetti in vetro sotto chiave, come quelli che si trovavano nello studio di nostro padre, almeno finché ne ebbe uno. Il linfogranuloma, invece, era una malattia mortale mortale, mortale come il tumore e la leucemia alla quale peraltro assomigliava, perché era una malattia del sangue e produceva tumefazioni in sede ghiandolare, o meglio linfoghiandolare o linfonodica, come dicevamo noi che, accogliendo subito le novità della terminologia medica, avevamo già smesso da un pezzo di parlare genericamente di ghiandole e parlavamo sempre e soltanto di linfoghiandole e linfonodi.

Di questa nuova malattia mortale a mezza strada fra la leucemia e il tumore si ammalò, anzi sembrò che si ammalasse, non nella realtà ma nella testa delle mie sorelle che subito mi vollero mettere a parte dei loro sospetti e della loro diagnosi, il ragazzo con cui uscivo, cioè il mio ragazzo come si diceva allora e non oggi, anzi quasi quasi fidanzato, il quale aveva preso a grattarsi di giorno e di notte, ma soprattutto di notte, per un gran prurito. Quei sospetti e quella diagnosi, che come ho detto furono subito comunicati anche a me che ero diretta parte in causa, divennero certezze inconfutabili, anche perché, come ormai dev'essere diventato chiaro, da noi, cioè nella nostra famiglia, nessuno era capace non solo di praticare, ma nemmeno di capire la differenza fra una malattia solo possibile e una malattia reale, con la conseguenza che si scatenò la ricerca e l'inventario dei sintomi, in altri termini la lettura molto approfondita e ripetuta della voce «linfogranuloma» nella nostra bibbia, cioè nel famoso *Roversi. Diagnostica e terapia.* «Predilige gli individui di sesso maschile fra i venti e trent'anni» recitava lui, cioè il suddetto *Roversi. Diagnostica e terapia* e questo era proprio il caso del mio ragazzo quasi fidanzato, che era maschio e aveva per l'appunto vent'anni – e sempre lui, cioè il suddetto *Roversi. Diagnostica e terapia,* annoverava i seguenti sintomi: febbre alta o febbricola, che quella non mancava mai, aggiungerei io, stanchezza, ispessimento delle ghiandole o meglio delle linfoghiandole o dei linfonodi che dir si voglia e prurito per lo più notturno. Inizio subdolo, aggiungeva sempre lui, cioè il nostro *Roversi. Diagnostica e terapia,* nonché diagnosi differenziata con molte altre malattie, influenza, mononucleosi, leucemia eccetera. Tuttavia le mie sorelle, che conoscevano alcuni casi conclamati, insistevano soprattutto su quel sintomo del prurito da loro considerato inequivocabile, soprattutto quando, come nel caso in oggetto, non era localizzabile e non aveva né causa né effetti, in altri termini né ponfi né punture. E questa mancanza di segni era proprio il segno evidente che si trattava di prurito endogeno, cioè in altri termini di prurito di sangue, risultante pertanto da una cosiddetta malattia sistemica, termine che già solo a nominarlo faceva impallidire chi di noi lo pronunciava.

Il malato, cioè il mio ragazzo quasi fidanzato, che niente sapeva della sua malattia né della nostra diagnosi, continuava a grattarsi con alacrità e soddisfazione, senza preoccuparsene troppo, giacché non accusava altri sintomi, quali febbricole, stanchezze e quant'altro. Ma noi non facevamo che pensare a lui, a come si sarebbe aggravato e a che cosa avremmo dovuto fare e così via. Finché nostro padre, il quale, avendo rispetto e timore solo per le malattie dei suoi tempi, tendeva a sottovalutare la gravità di questa malattia cui credeva poco, vuoi perché ai suoi tempi era più rara vuoi perché veniva confusa con altre, prese per così dire il toro per le corna e, facendo finta di fargli una carezza, che carezza non era ma palpazione bella e buona, gli toccò le ghiandole del collo e non sentì alcuna tumefazione. Questo ci rassicurò per un po', magari per un giorno o due, ma di certo non a lungo, perché poco dopo alle mie sorelle ritornò il rovello rimuginante in quanto insoddisfatte della diagnosi di nostro padre che, come ormai si sa, era solo un medico non medico. E dunque di nuovo riprendemmo in mano il *Roversi. Diagnostica e terapia* per ricominciare con i consueti dibattiti su sintomi, prognosi, annessi e connessi. Proprio quando stavo per crollare per un esaurimento nervoso da stress medico, si scoprì che, nella notte seguita alla mia festa di compleanno, dove era stata servita una buonissima torta di crema e fragoline di bosco, il povero malato, che tanto povero non era, dal momento che era all'oscuro di tutte le nostre diagnosi, quasi non aveva chiuso occhio per il prurito. E allora, per una felice intuizione mandata da chissà quale santo, si ricordò che da bambino gli impedivano di mangiare le fragoline di bosco, dette allora semplicemente fragole per distinguerle da quelle che allora erano chiamate fragoloni e che oggi si chiamano semplicemente fragole, in quanto era, per l'appunto, ad esse allergico.

Ed è stato più o meno da allora che è cominciata questa nostra, anzi mia, ben strana vita, in cui tutto è cancro di qua e cancro di là e non possiamo, anzi non posso, neanche avere mal di gola o mal d'orecchio che è già cancro, per non parlare del mal di pancia, della stitichezza e della diarrea che quelli proprio sono sintomi certi, e neanche possiamo, anzi neanche posso, star bene per un po', cosa che però capita raramente, che già subito ci, anzi mi, viene da pensare che quel benedetto, anzi maledetto, cancro se ne stia lì nascosto in qualche parte ignota, senza apparenti manifestazioni, cioè in modo latente e silente. E nella mente noi, anzi soprattutto io, ci sentiamo come malati terminali, e la paura del cancro è diventata per noi come una specie di nome di famiglia, quasi quasi un cognome, un emblema o uno di quei motti di famiglia, oppure come un comandamento da osservare in ogni momento, e guai a noi, anzi soprattutto a me, se lo dimentichiamo, perché senza quella paura e l'obbedienza a quel comandamento noi neanche riusciamo a sopravvivere. E dai medici ci andiamo, anzi ci vado, sempre con grande sforzo, superstizioni e stratagemmi, come che so indossare solo i pantaloni e mai le gonne, oppure tenere strette nei palmi delle mani certe immaginette sacre, prima di tutte quella del nostro zio santo con i baffi, l'aria severa e il camice bianco, che sono ormai talmente stropicciate da non essere neanche più riconoscibili, tanto che una santa Apollonia protettrice di denti e dentisti può essere confusa con un san Biagio protettore della gola e una bianca Madonna di Lourdes con una nera Addolorata, e soprattutto dai medici ci andiamo, anzi ci vado, solo se stiamo, anzi sto, alquanto bene, perché se stiamo, anzi sto, davvero male preferiamo, anzi preferisco, aspettare di stare meglio, cioè di avere qualche prova che la nostra malattia non sia proprio mortale mortale, cioè mortale ripetuto due volte. Ma tutta questa faccenda si complica di giorno in giorno, perché i cancri davvero aumentano e soprattutto noi diventiamo sempre più adulte, o addirittura ormai anziane per non dire quasi vecchie e di conseguenza quella possibilità non rimane solo nella testa, ma esce fuori diventando sempre più una realtà. E i medici di oggi, tranne mio cognato forse, che però ormai non è più di oggi neanche lui, pensano subito, già solo se ti vedono, che tu abbia un cancro. E, se ce l'hai, magari neanche te lo trovano, ma se invece vai là fiducioso e sereno, subito te lo sospettano ed è sempre la prima cosa che vogliono escludere, e allora noi, anzi soprattutto io, nel frattempo siamo, anzi sono, già bell'e morta di paura, e reagiamo, anzi reagisco, a quel sospetto col soffocamento di gola, con i crampi nello stomaco o nelle viscere e la diarrea, cosa che certo non aiuta a scongiurare sospetti. Oggi poi il cancro può stare davvero dappertutto, al colon innanzitutto, cosa che prima neanche si conosceva, perché un tempo ci si ammalava – e spesso si moriva – per via di una tale acqua nella pancia, cioè dell'ascite, e tutt'al più si poteva avere un tumore all'intestino, mentre ora uno si becca subito un cancro al colon, al sigma o al retto, per non parlare di quello al pancreas che è veramente terribile, o addirittura alle ghiandole surrenali, con linfonodi di qua e di là, presi o indenni.

Io so che tutta questa paura delle malattie, del cancro e delle altre malattie mortali mortali, ci tiene stretti fra noi nel bene, anzi no, solo nel male, ed è come se la nostra famiglia fosse diventata una specie di rete per scacciare la paura, anzi non per scacciarla, ma per passarcela di qua e di là dall'uno all'altra, con minimo godimento e massimo sgomento dei nostri affini ed amici, per non dire dei nostri mariti e simili, insomma con minimo godimento e massimo sgomento di tutti quelli che hanno un altro sangue e un altro nome e assistono stupiti a questi esercizi o meglio estreme reazioni mentali, retoriche e corporee, come pensieri, deliri e battiti cardiaci accelerati o innalzamenti della pressione sanguigna e spasmi gastrointestinali, che ci afferrano quando c'è qualche sospetto di malattia o quando dobbiamo fare qualche visita di prevenzione. Mentre noi non facciamo che tirarci di qua e di là quella palla pericolosissima alla quale abbiamo dato il nome di tante malattie, ma soprattutto il nome del cancro, e che invece è forse soltanto il nome della morte che in effetti nessuno sa neanche che cosa veramente sia, e con cui noi, anzi io, proprio non riusciamo a venire a patti. E pare che solo in mezzo a questi balzi e rimpalli, superstizioni e preghiere, nominazioni reiterate e scongiuri, riusciamo a sopravvivere, chi più chi meno, cioè chi più chi meno faticosamente.

Guidata, ora che mio padre è morto, da mia madre che, com'è noto, non sa niente di medicina e invece di interessarsi a diagnosi, terapie e prognosi, non fa che rivolgersi ai santi, alla Madonna o a Dio in persona, cioè non fa che pregare, la nostra famiglia è diventata come una rete sottile, quasi invisibile, e noi siamo tutti diventati pesci che sguazzano là dentro e quasi soffocano d'angoscia quando ne vengono fuori. Giacché, una volta attraversate le maglie della rete per finire nel mare grande e profondo, subito ci sentiamo come pesci fuor d'acqua e percepiamo la presenza della morte intorno a noi. Nonostante le maglie slargate e un po' rotte da tutti questi anni di balzi e rimpalli, quella rete ancora ci protegge, forse soprattutto per via del nostro zio medico santo e di nostra madre che ci protegge proprio come se fosse anche lei una specie di santa. E allora mi chiedo, che ne sarà di noi, quando nostra madre, con tutte le sue preghiere, non ci sarà più? Quando cioè, una volta finita la sua intercessione costante presso Dio in persona, la Madonna e i Santi, tutti Loro, cioè Dio in persona, la Madonna e i Santi, e forse chissà perfino lo Zio medico santo, smetteranno di ricordarsi di noi e di concederci una grazia a ogni istante?

Forse, e più ci penso più me ne convinco, l'unica soluzione possibile per continuare a vivere in quest'inferno che è il nostro mondo di malattie sarebbe quella di fuggir via dai nostri corpi, cioè dimenticarceli e cominciare a sentirci non più pesci che sguazzano in compagnia reciproca tra diagnosi, terapie, antibiotici, vaccini e prevenzioni varie, bensì parti infinitesimali, atomi, anzi fotoni, quarks, quanti o addirittura neutrini di chissà quale bella e immane natura o universo cosmo che ci circonda, anzi, in effetti, che neanche ci circonda poiché è tutto fatto di curve ed ellissi. E così immaginare di danzare di qua e di là, diventando una volta questo e una volta quello, fra stelle esplose e implose, buchi neri e spazitempi che si allargano e crescono come noi, immersi o forse neanche immersi ma continuamente capovoltati, non in quel guazzetto da pesci che è la broda panica onto-oncologica che abbiamo escogitato, ma in un'infinita materia fisica e metafisica, di cui noi siamo, con tutte le nostre beghe e patologie, una parte talmente trascurabile che neanche importa se siamo vivi o morti, perché in quell'infinita materia fisica e metafisica morire non è nemmeno come galleggiare e respirare al ritmo e al passo delle brezze e delle onde marine, ma solo come scomparire o comparire nell'aritmia del soffio di venti poderosi, nei movimenti delle onde e delle tempeste cosmiche, delle turbolenze che spazzano le giganti rosse disperdendo le sabbie stellari. Insomma reinventarci finalmente liberi da noi stessi per dirigerci chi verso dio, chi verso il piacere, chi verso i ricordi e le immagini, chi verso le stelle e i firmamenti.

Agt

1.

Agt è l'acronimo di Amnesia globale transitoria, dove globale sta per retrograda e anterograda, oblio cioè di quanto è accaduto prima e di tutto quanto accade o sta accadendo durante l'episodio di amnesia. Si tratta di un disturbo o forse di un evento, un evento disturbante molto più comune di quanto si pensi, di quanto io pensassi. Ha per lo più cause non identificabili, talvolta cause banali come uno choc termico, emicrania e stress, nelle donne soprattutto, o un rapporto sessuale, negli uomini soprattutto. Qualche volta, ma più raramente, ha cause medicalmente riconoscibili come convulsioni o problemi vascolari, altre volte è legato all'uso di psicofarmaci, benzodiazepine soprattutto, o all'abuso di alcool. Non accade quasi mai prima dei quarant'anni e molto di rado dopo i settanta, la fascia d'incidenza è soprattutto fra i cinquanta e i settant'anni, più spesso nelle donne. Può lasciare alcune minuscole macchiette nel cervello, visibili alla risonanza magnetica dopo alcuni giorni, macchiette che possono però avere anche altre cause. Per lo più accade una sola volta nella vita, in qualche caso si ripete, soprattutto se collegata all'emicrania o alle crisi convulsive.

2.

Amnesia globale transitoria: non ne avevo mai sentito parlare prima che accadesse a me, prima cioè che, in quella mattina di fine maggio al mare, non perdessi completamente la memoria, pur continuando a dire il mio nome se interrogata e a ubbidire se mi veniva detto di rivestirmi per andare all'ospedale o di togliermi gli orecchini prima della Tac, pur continuando a straparlare di cancri e ictus cerebrali. Poi, però, come spesso accade, raccontando la cosa a parenti e amici, ho scoperto che tanti erano a conoscenza di eventi analoghi accaduti all'amica di quella, alla sorella di quell'altro, al cugino di qualcuno, alla madre o al padre di qualcun altro. Ma nessuno me ne aveva mai parlato prima che accadesse a me, altrimenti me ne sarei ricordata, soprattutto quando, per rimettere ordine in quell'ignota mattina, cercavo diagnosi. Ora però mi chiedo: ma è davvero accaduto a me, e se non è accaduto a me, a chi allora? È accaduto a me e non è accaduto a me, è accaduto a me, perché è accaduto al mio cervello e al mio corpo, ma non è accaduto a me, perché me sono anche io, cioè qualcuno che segnala e registra sensazioni, percezioni ed eventi che, una volta registrati, possono anche scomparire dalla coscienza, lasciando tuttavia tracce più o meno percettibili. Nell'Agt, però, non c'è nessuno che registri alcunché, perché io mi assento, io scompaio.

3.

«L'io penso deve poter accompagnare tutte le mie rappresentazioni». *Das Ich denke muss alle meine Vorstellungen begleiten können.* Questa frase della *Critica della ragion pura* di Kant, mi è subito tornata in mente quando ho riaperto i miei occhi mai chiusi in un letto del Pronto soccorso dell'ospedale di Martina Franca, quattro ore circa dopo l'attacco di Agt. Quando cioè mi è tornata la memoria, quella cosciente, quella che rileva scrupolosamente tutte le nostre percezioni nel momento in cui ci accadono, attestandone così l'esistenza. Con qualche sbavatura, è vero, a partire da una certa età soprattutto, quando per esempio non ricordiamo di aver chiuso un rubinetto del gas o dell'acqua, la porta di casa o la portiera dell'auto. E torniamo indietro a controllare, un po' frastornati da quel buco nel ricordo.

«L'io penso deve poter accompagnare tutte le mie rappresentazioni». *Das Ich denke muss alle meine Vorstellungen begleiten können.* La ripetevo fra me e me in italiano e in tedesco questa frase, mentre fissavo la parete bianca dove era appeso, in questo paese dove la laicità non esiste, un crocifisso. La ripetevo alternandola a quesiti semplici come il nome dei miei sette pronipoti, o molto più complicati come i titoletti dei capitoli della traduzione del saggio di Jean-Luc Nancy che stavo correggendo, *L'être-avec de l'être-là*, Il con-essere dell'esserci, o meglio, come avevo deciso nell'ultima versione, L'essere-con dell'esserci. E intanto gettavo sguardi lontani alle mie compagne di stanza, una morente vecchietta trasportata poi in medicina generale, una sessantenne monitorata incessantemente, una giovanissima diabetica dallo sguardo pallido come il suo viso.

«L'io penso deve poter accompagnare tutte le mie rappresentazioni». *Das Ich denke muss alle meine Vorstellungen begleiten können*. Ora, cioè qui e ora, ma non lì e allora, m'interrogo sul significato di quella coppia *muss... können* di quel dover-potere che ho sempre interpretato come tipico del modo che ha Kant di concepire la critica. L'io deve poter (cioè *de iure*) accompagnare le mie rappresentazioni, altrimenti non sarebbe possibile alcun giudizio che unifichi una molteplicità di sensazioni disparate. L'io, quel granello, quel puntino di autocoscienza deve poter accompagnare tutte le mie rappresentazioni, altrimenti non sarebbe possibile alcuna deduzione trascendentale, alcun uso né empirico né trascendentale delle categorie. Ora, penso – non so più quanto in linea con il testo di Kant – che quel «deve poter» indica che, se ciò non accade, se cioè l'io, quel granello o quel puntino, non accompagna le mie rappresentazioni, non se ne fa nulla di nulla, non se ne fa nulla delle rappresentazioni e non se ne fa nulla dell'io. L'io, cioè, o accompagna le rappresentazioni, le pensa e le ricorda, o le rappresentazioni neanche ci sono, cioè ci sono senza esserci perché nessuno le ricorda e le pensa, e l'io stesso, se non accompagna le rappresentazioni, se non le ricorda e le pensa, si assenta, scompare nel vuoto. Che cosa mai sarebbe un io senza rappresentazioni? È per questo che deve poterle accompagnare, pena la sua scomparsa, pena la scomparsa delle rappresentazioni.

4.

Rappresentazione, *Vorstellung*, è il termine generico con il quale la filosofia classica tedesca, e non solo quella, designa tutto ciò che si presenta volontariamente o involontariamente alla mente. Sensazioni, percezioni, immagini reali, immagini mentali, idee, pensieri: tutto questo è affidato a un io pensante che le registra, ne ha coscienza, e che, se si dilegua, azzera anche tutto il resto. Io di quella mattina non ricordo nulla, nemmeno ciò che è accaduto nelle tre ore che hanno preceduto l'evento, il disturbo, l'evento disturbante, possiamo chiamarlo come vogliamo. E, a quanto pare, non ne avrò mai alcun ricordo. Quindi quella mattina al mare per me non è niente, non c'è, non c'è mai stata e non ci sarà mai, perché non ne ho mai avuto coscienza, pur senza aver mai perso né coscienza né sensi. Non c'è, non c'è mai stata né ci sarà quella mattina senza io e senza me, quella mattina in cui io si è eclissato, è fuggito via chissà dove, quella mattina al mare in cui è scomparso quell'io che mentre vede sa di vedere, mentre ode sa di udire, mentre beve sa di bere, mentre gode sa di godere e mentre nuota sa di nuotare, quell'io che talvolta perfino mentre sogna sa di sognare. Insomma quell'io che mentre agisce sa di stare agendo e che, mentre è, sa bene di essere. Al suo posto, quale un'ombra meccanica, c'era, a quanto pare, un'altra cosa, io non ne so niente, c'era qualcuno o qualcosa che ha dato le mie generalità in ospedale in maniera corretta, ma ha risposto erroneamente negando di assumere farmaci, mentre da qualche mese io prendevo quotidianamente una bassa dose di betabloccante, e nei giorni precedenti avevo anche preso qualche pillola di Lexotan per dormire. Non la sera precedente, però. Qualcuno o qualcosa quindi c'era, un residuo di me, cieco e sordo, che era in grado di dire il mio nome e il mio indirizzo, ma non sapeva più niente delle medicine che prendevo da qualche mese e che nel tragitto verso l'ospedale ripeteva ossessivamente il dubbio, l'angoscia, forse la mia angoscia antica, di avere un cancro al cervello e che, a quanto pare, riconosceva il nome di Ellen West, ma non sapeva più niente del libro che ho scritto su di lei né della bella presentazione che c'era stata in una libreria di Bari qualche giorno prima. Un residuo di me, compatto e in fondo senza buchi tanto era cieco e sordo, un resto opaco e privo di tutto ciò che conta, che stava seduto in macchina accanto a Clemens e gli rispondeva brevi e incerte frasi, ma non lo vedeva né l'udiva o forse lo vedeva e l'udiva nonostante fosse cieco e sordo e che, chissà come, sapeva che il disturbo o l'evento, l'evento disturbante, era accaduto nella spiaggia di Torre Pozzelle, ma che neanche dopo, quando tutto era finito, sarebbe riuscito a consegnarmi il minimo barlume di un ricordo di quella mattina in spiaggia: né di quel bagno di mare a fine maggio, il primo della stagione, né del colore dell'acqua, della temperatura, della trasparenza. Tutti dati ai quali io bado in maniera maniacale.

Al mio posto, allora chi c'era? Chi è quell'ombra antica, quel residuo incolore, cieco e sordo, che pur senza aver perso i sensi ne è completamente privo, perché sentire è sempre anche sapere di sentire, forse perfino per i neonati. Non è certo il mio inconscio, onda fluttuante piena di registrazioni dimenticate e sparse, pronte a ritornare se solo se ne presenta la dovuta occasione, magari in sogno, magari dopo aver addentato una maddalena o essere inciampati nel selciato sconnesso. Eppure era in qualche modo mia quell'ombra, perché conosceva il mio nome e il mio indirizzo, diceva il nome della spiaggia di Torre Pozzelle, e doveva aver capito di aver avuto un problema cerebrale, altrimenti io, più tardi, non avrei continuato a chiedere ossessivamente all'infermiera di turno rassicurazioni sul mio stato di salute, sulla possibilità di avere un cancro al cervello o di aver avuto un ictus o un'ischemia. Era ancora mia quell'ombra compatta di cui io non so niente ma che, come me, ha paura delle malattie, ha paura del cancro al cervello, ha paura degli accidenti vascolari cerebrali.

5.

Pare che la memoria non abbia una localizzazione unica e precisa nel cervello. Forse perché è il frutto di organizzazioni e processi complessi e sottili, di operazioni multiple, di connessioni e interferenze, di cartografie. Forse è per questo che l'Agt, se non è dovuta a un disturbo attestabile, si ripete raramente. Deve essere il frutto di tante circostanze che convergono in un punto, in un momento, come un corto circuito improvviso. Un silenzioso crash. A lungo si è pensato che il cervello avesse localizzazioni determinate, angoli in cui stoccare immagini e ricordi una volta vissuti. Oggi però ci sono molte teorie che sostengono che ogni ricordo, così come ogni riconoscimento sia il frutto di uno schema e di un richiamo che può anche essere indipendente dal vissuto. Una mosca che vede una superficie piatta per la prima volta sa subito che in qualche modo ci si potrà posare, qualsiasi neonato ha paura del primo rumore improvviso che ode, forse ancora prima di nascere, quando se ne sta nell'utero. Noi viventi talvolta riconosciamo qualcosa anche prima di averne fatto esperienza. Noi viventi non siamo mai una tabula rasa. Era forse questo, una tavola con qualche strano e incomprensibile scarabocchio, quell'ombra meccanica in me, un riconoscere cieco e sordo che nonostante tutto continuava a farsi in assenza di me, senza lasciare alcuna traccia?

6.

«L'io penso deve poter accompagnare tutte le mie rappresentazioni». Ma che cosa significa *io penso*? Riprendendo un termine di Leibniz, Kant lo chiama anche "appercezione" o più precisamente "unità sintetica originaria dell'appercezione", e poi vi aggiunge il suo "transcendentale". Che cosa significa appercezione trascendentale? Per Leibniz l'appercezione (dal francese *apercevoir*, anticamente *appercevoir*) è la coscienza, la consapevolezza della percezione, una consapevolezza che può avvenire solo quando le percezioni non sono così piccole da restare impercettibili: «J'aimerais mieux distinguer entre *perception* et entre *s'appercevoir.* La perception de la lumière ou de la couleur par exemple, dont nous nous appercevons, est composée de quantité de petites perceptions, dont nous ne nous appercevons pas, et un bruit dont nous avons perception, mais où nous ne prenons point garde devient *apperceptible* par une petite addition ou augmentation» (*Nouveaux Essais sur l'entendement humain*, II, IX).

Provo a dare di questo passo una traduzione che mi soddisfa solo in parte, ma che mi pare meno "tecnica" di quelle che di solito vengono date. Se infatti il termine appercezione è diventato tanto interno alla filosofia da significare ormai soprattutto sé stesso, non dobbiamo dimenticare che alla sua origine c'è il verbo *s'apercevoir*, di uso del tutto comune, che significa *accorgersi*, *avvedersi*, *avere consapevolezza* o *coscienza di qualcosa*: «Preferirei distinguere fra *percezione* e *appercepirsi*, *avvedersi*. La percezione della luce o del colore di cui ci avvediamo è composta, per esempio, da una quantità di piccole percezioni delle quali non ci avvediamo, e un suono di cui abbiamo percezione, ma al quale non prestiamo attenzione, diventa *appercepibile* con una piccola addizione o con un piccolo incremento».

L'impercettibile è impercettibile perché nessuno ne ha coscienza, perché nessuno lo nota, lo registra? L'io è così rozzo da percepire e appercepire solo il macroscopico? E che cosa significa smettere di avere consapevolezza anche del macroscopico? Smettere di appercepire l'intensità della luce di maggio, il colore intenso dell'acqua di mare, la voce profonda di Clemens? L'appercezione è riflessiva, è *s'apercevoir*, accorgersi, rendersi conto, avvedersi: ed è da qui che, secondo Leibniz, ha inizio il pensiero che «spesso significa l'operazione dello spirito sulle proprie idee».

Se è certo che io non appercepivo più niente, c'era qualcun altro o qualcun'altra in me che percepiva ancora qualcosa? Avevo percezioni troppo piccole per poterne avere coscienza o semplicemente non ne avevo alcuna memoria? E in che rapporto stanno la coscienza e la memoria? Può esistere una coscienza senza memoria? In che rapporto stanno la memoria e il pensiero? Se non avevo alcuna memoria né delle mie percezioni né di me, con la memoria era andato via anche il pensiero? La memoria non è soltanto il ricordo a distanza, la memoria dell'avvenuto (*mnēmē tou genomenou*) come dice Aristotele, è anche o forse soprattutto il ricordo in presenza, la memoria di ciò che sta avvenendo, una memoria contemporanea o quasi contemporanea alla percezione, senza la quale la percezione non è niente, almeno per me. E, d'altronde, se una percezione non è niente per me, per chi altri potrebbe essere qualcosa? Ma possiamo davvero dire che ci sono percezioni senza appercezione? Che cosa mai sono le piccole percezioni, quelle di cui non ci accorgiamo affatto e, in certi casi, non ci accorgeremo mai? Ogni percezione non è sempre anche percepire di percepire, sapere di percepire, pensare di percepire, memorizzare di percepire? Sapere, d'altronde, deriva dal tardo latino *sapēre* con la e lunga, trasformazione del latino classico *sapĕre* con la e breve, che significa aver gusto o emettere un odore. Ogni sapere è anche un assaporare, un fiutare, un sentire. Pensare, in fondo, è anche sapere di assaporare, di fiutare, di sentire, perché è qui che ha inizio. Sappiamo perché sentiamo, e sentire è sempre un sentire qualcosa e un sentire me, un sentire me che sento qualcosa. «L'io penso deve poter accompagnare tutte le mie rappresentazioni», altrimenti non ci sono io e non ci sono le rappresentazioni. «L'io penso deve poter accompagnare tutte le mie rappresentazioni; giacché altrimenti verrebbe rappresentato in me qualcosa che non potrebbe essere per nulla pensato, il che poi significa che la rappresentazione o sarebbe impossibile o non sarebbe niente almeno per me» (*Critica della ragion pura*, § 16). Non ci si può rappresentare qualcosa senza contemporaneamente pensarlo. Quel qualcun altro o qualcun'altra, quel x, quell'ombra, quel residuo che non ero io sicuramente non pensava, e quindi neanche *si* rappresentava qualcosa, perché non c'è riflessione senza io, senza un movimento di ritorno che si muove a partire dalla memoria o che è addirittura mosso da essa. E l'io penso può mai staccarsi dalle rappresentazioni? Sì e no, almeno per Kant. Che cos'è davvero il pensiero? Qualcosa che può staccarsi dalle rappresentazioni in vivo, e applicarsi alle rappresentazioni ricordate, alle immagini mentali, alle parole e ai loro significati, ai concetti, e giocare con loro, comporli e scomporli, costruirli e ricostruirli. Ma tutti questi ricordi, queste immagini, parole, significati di parole e concetti non esisterebbero se io non fossi mai stata lì ad assaporarli e a sentirli, a sapere di averli assaporati, visti e sentiti, se non fossero stati percepiti mentre appercepivo. Ed è vero anche il contrario, io non sarei lì, io non sarei affatto, se non avessi mai appercepito oltre che percepito, se, cioè, non avessi mai saputo di sentire mentre sento. Gli animali non hanno io, ma hanno percezioni e memoria, forse anche una certa consapevolezza delle percezioni. Probabilmente anche per gli animali in ogni sentire c'è una percezione di sé che percepisce, ma, mancando loro la parola, quell'amalgama compatto di percezione appercettiva dal quale e nel quale ha inizio il pensiero non può mai sapersi e rammemorarsi come tale, venendo a coscienza saputa.

7.

Chi o che cosa c'era ancora, quando io non c'ero più? Non era un inconscio, piuttosto come dicono i francesi un *insu*, un insaputo, se è vero che il sapere è sempre anche sapere e sapore del sentire, sapere e sapore della visione, dell'odore e del suono. Chi ero, o meglio chi c'era al posto mio, quando ripetevo il mio nome senza ricordare nulla, senza sapere di stare dicendo il mio nome? Né io né me, né me senza io né io senza me. Il mio insaputo? La mia memoria procedurale? Quella più antica nel sistema evolutivo, quella di cui dispongono anche gli invertebrati? Di certo quella c'era, sapeva vestirsi, sapeva camminare, sapeva anche parlare, ma si vestiva, camminava e parlava senza sapere di starsi vestendo, senza sapere di stare camminando, di stare parlando.

Chi è io? Qualcosa che sa di essere, sempre. Non sempre sa di essere io, ma sempre sa di essere, sa di stare parlando anche quando delira, sa di essere sé anche quando pensa di essere un altro, Napoleone o Cristo, chissà. E se talvolta non sa che cosa stia mangiando, quando, bambino in preda alla febbre alta o vecchio stanco di vivere, inghiotte il contenuto del cucchiaio che gli hanno ficcato in bocca mentre dormicchia o quando, in preda alla paranoia, crede che qualcuno lo stia avvelenando, sempre sa di stare mangiando e soprattutto sa di stare inghiottendo. Inghiottire è forse il primo atto in qualche modo riflessivo, perché inghiottire è anche sapere di inghiottire e, se non sai di stare inghiottendo, non riesci a farlo o ci riesci molto male. Si ingoia però anche nella semi-incoscienza degli ammalati terminali o nell'ultima fase delle malattie degenerative del cervello, s'ingoia anche in alcuni stati cerebrali vegetativi. L'ingoiare è un riflesso arcaico ma è forse anche all'origine di ogni memoria saputa, perché è la prima registrazione, almeno la prima della vita extrauterina, dell'autoaffezione del corpo, il primo sentire. Privata della memoria, ero finita in quella zona di riflessi arcaici e immemorabili? Io no di sicuro, piuttosto qualcuno o qualcosa al posto mio. Credo tuttavia che non sia stato semplicemente un caso se in ospedale ho chiesto di bere e ho bevuto, solo quando la memoria cominciava a tornare. Senza memoria potevo vestirmi e togliermi gli orecchini, potevo dire il mio nome e obbedire, ma forse non avrei potuto inghiottire. E, d'altronde, senza memoria e senza io, come avrei potuto sentire la sete?

8.

Descartes fa derivare la certezza e la verità dell'esistenza dell'io dal proferimento e dal pensiero di quell'io: «Di modo che, dopo avervi ben pensato, ed avere accuratamente esaminato tutto, bisogna infine concludere, e tener fermo, che questa proposizione: *Io sono, io esisto*, è necessariamente vera tutte le volte che la pronuncio, o che la concepisco nella mia mente» (*Meditazioni metafisiche*, II). Ho mai proferito la parola *io* mentre davo le mie generalità in ospedale? Ho mai proferito la parola *io* mentre salmodiavo a Clemens i miei timori di avere un cancro al cervello o un accidente cerebrale? Non è nell'atto di parola che si costituisce l'io e non è nell'atto di parola che l'io è certo di esserci. L'io è certo di esserci anche nei sogni, nel delirio, nei ricordi improvvisi che scombussolano le costruzioni consolidate. Tutt'al più non sa chi sia, può dare generalità sbagliate. Io sono Napoleone Bonaparte, io sono il messia, io sono un eletto, io sono...

9.

Quello che trovo raccapricciante nell'attacco di Agt, tanto raccapricciante da aprirmi un abisso profondo nel pensiero e nella quiete della mia rappresentazione di me, è il fatto che, sebbene fosse cominciato probabilmente intorno alle 11,30, durante una nuotata o più probabilmente tornando sulla spiaggia dopo la nuotata, si sia impossessato di tutti i ricordi che, in quell'ignota mattina, l'hanno preceduto. Non ricordo la prima colazione, non ricordo di aver preso la borsa per il mare che, trattandosi del primo bagno della stagione, doveva essere stata preparata con grande attenzione e cura, non ricordo l'andata a Torre Pozzelle, la scelta dell'ultima spiaggia fra le quattro possibili, non ricordo di essere entrata in acqua, non ricordo di aver nuotato. L'ultimo ricordo che ho di quella mattina mi è tornato in mente due giorni dopo, quando, dopo la sospensione della giornata in ospedale, ho ripreso il betabloccante al risveglio e, vedendo i quarti imprecisi nei quali avevo diviso la pasticca, ho ricordato di aver scelto, per la giornata del primo bagno, una delle sue parti più piccole, pensando a un eventuale, possibile, calo di pressione al sole. È il mio ultimo ricordo autentico di quella mattinata. Della parte restante ho soltanto ricordi fittizi, una colazione come tante altre sul tavolo di ferro bianco del giardino, un bagno come tanti altri nell'ultima caletta di Torre Pozzelle, la più bella quando non c'è gente: ricordi abituali e generici oppure inventati per l'occasione, ricordi che si sono formati nella mente successivamente, mettendo insieme esperienze passate e racconti altrui, quando cercavo di ricordare e d'immaginare, quando qualcuno mi chiedeva o mi raccontava di quella mattina. Ora mi vedo nuotare e tornare sulla spiaggia, mettermi seduta e cominciare a fare domande da stralunata, ma so bene che questo ricordo è un'invenzione.

I medici sostengono che quella mattina non la ricorderò mai. Lo capisco e lo accetto per quanto riguarda i ricordi che non ci sono mai stati, che non sono mai stati registrati perché la memoria, e con lei l'io, non c'era più. Capisco e accetto che non potrò mai ricordare tutto quanto è successo dopo l'attacco di amnesia, il mio rivestirmi sulla spiaggia, l'andata in macchina all'ospedale, il test anticovid, il prelievo di sangue, l'elettrocardiogramma e la Tac, l'aver nascosto i miei orecchini, tolti evidentemente prima della Tac, in un angolino della borsa. Ma i ricordi che hanno preceduto l'attacco, la colazione a casa, la preparazione della borsa da mare, l'andata in spiaggia, la prima nuotata della stagione, il colore del mare e la sua trasparenza, la temperatura fredda dell'acqua sul mio corpo, che fine hanno fatto? Se è vero che esiste un inconscio, penso che prima o poi qualcosa verrà fuori. Eppure i medici dicono di no.

10.

Nell'Agt la memoria torna a sprazzi entro le quattro e le otto ore successive all'episodio. I primi ricordi che ho sono quelli della stanza del Pronto soccorso di Martina Franca, nel primo pomeriggio assolato. Il primo ricordo, ancora vago e come di sogno, è quello di essere stata scaraventata dalla barella al letto, una specie di splash che conoscevo dalla prima operazione di cataratta, quando mi hanno fatto una sorta di anestesia generale. Dovevo essere di ritorno dalla Tac, di cui però non sapevo né tantomeno ricordavo niente. Poi la memoria ha cominciato ad andare e venire come nel dormiveglia, io c'ero per un po' e poi andavo via di nuovo proprio come nel dormiveglia. Ma, anche se a tentoni e a singhiozzi, mi si è accesa la voglia deduttiva. Se sono qui in ospedale, deve trattarsi di qualcosa di grave, non posso far finta di nulla, perché non è un sogno, o forse lo è? No, non lo è. Se ho questi pantaloni e questa maglietta, significa che ero al mare, e allora perché ho i capelli asciutti e abbastanza morbidi e non aridi e crespi? Eh già, forse non ho fatto il bagno, eh no, la pelle è salata, allora non mi sarò bagnata i capelli, avrò messo la cuffia, cosa che spesso faccio quando l'acqua è ancora fredda. Era forse il primo bagno? Avrò perso i sensi? Devo ricordarmi di chiedere a Clemens, quando lo rivedrò perché prima o poi lo rivedrò, se ho perso i sensi. Altrimenti perché sarei qui con un sospetto di cancro al cervello o di ictus? Che faccio, mi metto a pregare? Ripeto però il padrenostro e l'avemaria come un mantra, e come un mantra quel ripetere un po' mi acquieta. Grazie non ne chiedo, già da un po' di tempo non oso più chiedere grazie, perché so di essere diventata atea, ormai non più solo nel pensiero, ma anche nel corpo. Devo farcela da sola, prego di nuovo, avemaria e padrenostro, ormai le uniche preghiere di cui ricordo le parole, le ripeto come un mantra, sapendo che non si rivolgono più a nessuno, a niente. Un'infermiera mi dice che mi porteranno in ambulanza a Taranto per una visita neurologica. Eccola qua la conferma, avrò un cancro al cervello o avrò avuto un ictus.

11.

Nell'*Antropologia,* Kant sembra mettere in rapporto, anche se in maniera indiretta, l'io penso con la memoria. La memoria, come l'io penso, nasce soltanto quando le sensazioni disparate si unificano. Ed è per questo che i ricordi dell'infanzia non possono tornare al tempo in cui non si parla ancora o si compiono i primi passi nel linguaggio storpiando le parole e dicendo frasi incomplete: «Il *ricordo* della propria infanzia non si spinge molto in là in quel tempo, perché quella non era l'età delle esperienze, ma soltanto delle percezioni sparse non ancora unificate sotto la nozione di oggetto» (*Antropologia dal punto di vista pragmatico*, § 1). La nozione di oggetto è impossibile, secondo Kant, senza l'io penso. In qualche modo ne è il suo pendant speculare. Per arrivare a formare nel pensiero qualcosa come un oggetto, c'è bisogno di unificare, ma unificare sembra far tutt'uno con ricordare, memorizzare. Nella mia Agt chi è venuta a mancare, l'unificazione o la memorizzazione? Se la chiamano amnesia globale transitoria, vuol dire che è stata innanzitutto la memoria a scomparire. Che cosa vuol dire memorizzare? Se non le memorizziamo, le percezioni non sono niente o almeno non sono niente per noi. E noi, a nostra volta, senza memoria non siamo niente. O almeno così mi pare.

12.

Nell'Agt la memoria non torna tutta d'un tratto, ma progressivamente. L'io, cioè – o dovrei dire la coscienza? Ma la coscienza non l'ho mai persa, o invece sì l'avevo persa? Eppure parlavo, mi muovevo, obbedivo – torna a sprazzi, si presenta e si appercepisce, ricomincia a ricordare, anche se comprende di essere preceduto da un vuoto e comincia a dedurre, a ragionare. Anche per ragionare è necessario ricordare, o meglio il ragionare presuppone il ricordare, perché, se non ricordassimo la premessa, non potremmo certo dedurre alcuna conclusione. Il ricordo cosciente è tutto, o meglio quasi tutto, perché anche in sua assenza ero riuscita comunque a vestirmi e a dire il mio nome e il mio indirizzo. Ma, senza il ricordo cosciente, non c'è più niente, non ci sono le rappresentazioni, e non ci sono i ragionamenti. Come fanno allora quelli, e sono tanti, che perdono la memoria a breve termine? Come fanno a vivere? Come fa a vivere mia sorella? Certo la perdita di memoria a breve non è la perdita globale della memoria. Ma com'è una memoria che manca del recente, una memoria monca, che va e viene? Com'è l'io di chi ha perso la memoria recente? Torna intatto solo quando sta nel passato? Nel presente vive in una generale confusione perché smette di unificare? Che cosa percepisce e che cosa appercepisce?

Nell'Agt, i primi ritorni di memoria sono intermittenti, l'io torna per un po' e poi si assenta di nuovo. Forse si assenta quando gli fa comodo. Certo è che ricordo di aver visto Clemens all'uscita dell'ospedale di Martina Franca, che mi ha rassicurato sull'esito di una Tac che non sapevo neanche di aver fatto, ricordo l'andata a Taranto in ambulanza, in cui, in barella, ero stretta al collo da una cinghia che doveva impedire che cadessi per i continui strattoni che tutti mi davano: la guida sportiva del conducente, la strada sconnessa, le frenate obbligate nel traffico cittadino. Ricordo di aver pensato molto a mia madre in quell'ambulanza, mentre ero sbattuta di qua e di là, a mia madre quando raccontava con orrore dell'incubo che era stato per lei, con il collo del femore fratturato, il trasferimento in ambulanza da Salerno a Napoli. Ricordo di aver pensato con affidato e vasto sollievo alle parole rassicuranti di Clemens sull'esito di una Tac di cui continuavo a non sapere nulla, ricordo l'arrivo in ospedale e il neurologo, un uomo giovane, che nel corridoio mi ha guardato gli occhi con una pila, e mi ha chiesto il mio nome, ricordo me che risponde, ricordo io che rispondo. Ma in fondo è chiaro che lui il mio nome lo conosce già. Gli dico di Torre Pozzelle. E poi non ricordo più niente. Ricordo una stanzetta poco illuminata, con il neurologo da una parte della scrivania e io dall'altra? È un vero ricordo o un ricordo inventato ad hoc? Poi più nulla, più nulla della visita neurologica di cui si parla ampiamente nel referto, più nulla del mio camminare sicura, dei miei riflessi. E poi di nuovo l'ambulanza e l'infermiere, questi io li ricordo bene, e soprattutto ricordo che ormai era buio. È passata un'intera giornata, ho pensato, una giornata memorabile di cui non ricordo niente.

13.

A partire da quel momento, ricordo tutto. Ricordo il ritorno all'ospedale di Martina Franca, la stanza affollata del Pronto soccorso, l'intenzione di Clemens di riportarmi a casa, cosa alla quale i medici avevano acconsentito, ma ricordo anche la mia volontà di restare una notte in ospedale, perché a casa mi sarei angosciata ancora di più, ricordo il mio credere e non credere al fatto che la mia patologia fosse solo transitoria, che non si trattasse di un cancro al cervello o di un ictus. L'ischemia restava ancora una remota possibilità, e per escluderla avrei dovuto fare una risonanza magnetica in regime ambulatoriale. Ricordo la notte insonne in ospedale, le pazienti che venivano progressivamente dimesse anche a tarda notte, quelle che aspettavano sedute su sedie a rotelle, noi rimaste in tre. Notte completamente insonne, non per il letto rialzato che in fondo era abbastanza comodo, non tanto per la stanchezza ancora piena di angoscia che non riusciva ad assopirsi, ma per il monitor luccicante di una degente nel letto di fronte al mio che emetteva dei sussultanti bip a intervalli regolari. Poi finalmente le luci del mattino, la dimissione, la telefonata a Clemens, la mia vita di nuovo.

14.

Ormai la memoria mi pare non solo il bene più prezioso, ma ciò da cui tutto dipende. L'io innanzitutto, ma anche l'inconscio, il sentimento d'altro e il sentimento di me, il sentire tutto l'altro, l'animato e l'inanimato, e il sentire sé stessi, la propria mente e il proprio corpo. È da qui che la coscienza prende le mosse, e forse anche l'incoscienza. Perché senza memoria si è molto più che incoscienti, in qualche modo non si è, o comunque non si è per noi. Io non so se, pur mancandomi del tutto la memoria, non ci sia stato tuttavia un momento, una frazione di secondo in cui percepivo ciò che stavo vivendo. Ho provato per una frazione infinitesimale di secondo la paura, che conoscendomi deve essere stata terribile, della Tac al cervello? Tante volte, nel passato, mi ero chiesta come avrei fatto a reggere, se mai fosse stato necessario, quel passaggio sotto una macchina che mi avrebbe esplorato la testa. Ma di quella frazione di secondo e di quella paura, non mi pare che ci sia nessuna traccia, quindi forse neanche c'era.

Eppure, nel referto dell'ospedale, la mia pressione sanguigna era più alta del solito, segno probabile di angoscia e stress. La paura quindi c'era, ma non per me. C'era per il radiologo, forse, c'era per Clemens che continuava a telefonare all'ospedale per avere notizie, c'era per mia sorella che continuava a telefonare a Clemens per avere altre notizie. Ma per me, per io, che cosa c'era? Non un resto di sogno, non un'immagine, non un barlume di panico, non una lacrima, semplicemente niente. Ben altrimenti è andata quando, circa due settimane dopo, ho dovuto sottopormi a due risonanze magnetiche consecutive che mi sono sembrate durare un'eternità, e durante le quali ero talmente paralizzata dal terrore che l'unica cosa che del mio corpo dava segni di vita erano le appaurate lacrime che non riuscivo a trattenere, unico sfogo esterno di un cuore e un'anima in tumulto vorticoso che seguiva i mille rumori dirompenti simili a bastonate in testa che mi stupivano per essere così indolori da lasciarmi intatta.

È davvero la memoria a essere il principio di ogni vita senziente, cioè il principio che fa essere ogni percezione e ogni coscienza e che, quando si assenta, fa scomparire ogni vissuto? Oppure l'assenza di memoria produce una cancellazione successiva, successiva di un tempo immisurabile, di una minima frazione di secondo, che annienta con una zampata retroattiva i lampi mnestici che si sono formati per un istante? Ne resterebbe allora traccia da qualche parte, nell'inconscio, nell'insaputo? E com'è la memoria degli altri animali? Che cosa ricordano? La memoria dell'homo sapiens è strutturalmente diversa o solo molto più potente e duratura di quella degli altri animali? L'Agt, come tante altre affezioni cerebrali, accade solo agli umani.

15.

Ora, a distanza di qualche mese, quell'immemore mattinata si sta animando di un insieme di ricordi che altro non sono che frammenti di racconti altrui immaginati poi da me, deduzioni e immagini proiettate sulle mie deduzioni. E così ha cominciato in qualche modo a esserci. Non certo perché me ne sia ricordata, ma perché è come se il vuoto di ricordo avesse bisogno di riempirsi subito d'altro, di ciò che trova accanto a sé, sparso qua e là. A distanza di qualche mese, percepisco ancora la grande differenza fra la qualità del ricordo fittizio e quella del ricordo vissuto, anche se più il tempo passa e più quella differenza si sfuma. Probabilmente arriverà un momento in cui, avendo dimenticato il niente di quella mattina, mi sembrerà di ricordarla perfettamente.

Postfazione

Mi sono interrogata a lungo sull'opportunità di presentare insieme questi due testi tanto diversi quanto a tono e lunghezza. *Patologie* è una narrazione semicomica e fin da principio si è scritta così, contrariamente alla mia disposizione abituale che è tutt'altro che comica, e nonostante il fatto che non fosse facile scrivere di questa materia, le malattie, per me sempre dolorosa. Era «comica» soprattutto nei suoi ricordi più antichi, le patologie dell'infanzia, mentre in quelli adolescenziali rievocati nell'ultima parte ho dovuto faticare per mantenere quel tono che era stato del tutto spontaneo nella prima parte. Il breve scritto sull'amnesia globale transitoria non ha invece proprio niente di comico, ed è scritto nella forma che mi è più consona, quella che cerca di ritagliare uno spazio fra teoria e narrazione, fra filosofia e vissuto. Anche se, in questo caso, si trattava del racconto di un evento che non è stato né potrà mai diventare veramente *vissuto* perché privo di ogni ricordo. Rileggendoli insieme, però, questi due testi mi sono apparsi come le due facce di una stessa medaglia, due modi opposti per interrogarsi sulla stessa cosa: come nasce il ricordo, chi è che ricorda, quando, come e se possiamo dire che un ricordo è vero.

Patologie è un coacervo di «reminiscenze» che girano intorno a un tema e a un discorso, quello della mia famiglia sulle malattie. Alcuni ricordi sono miei – sempre che si possa usare il possessivo a questo proposito – altri sono più o meno consapevolmente rivisitati, re-immaginati e ricostruiti a partire da un sentito dire che si riferiva agli anni della mia prima e dunque immemore infanzia o addirittura a quelli che precedevano la mia nascita. Nei ricordi più antichi, quindi, non è possibile separare la coscienza del mio personale ricordo dai discorsi comuni fatti con altri e da altri, in quelli successivi, che risalgono agli anni della mia seconda infanzia e della prima adolescenza, la luce è invece molto più individualizzata e vivida. *Agt* non è che un'interrogazione continua sulla memoria, sulla sua origine e sulla sua forma, a partire dal vero e proprio sgomento provocato, per così dire *après coup*, dall'esperienza della sua assenza completa, del suo venir meno senza lasciare tracce in un io che si era anch'esso assentato, almeno per sé stesso anche se forse non per gli altri, insieme alla sua memoria. Eccesso mnestico, da una parte, trito, stracolmo e quasi convulso, di una mente precocemente morbosa che cercava di trattenere e riprodurre il ripetersi incessante di quei discorsi familiari che, come una carta moschicida, avevano attratto da subito le ali incerte di un corpo infantile e poi adolescente, con l'effetto di tarparle sicuramente a lungo, forse per sempre. Assenza completa di ricordo, dall'altra, vuoto completo di memoria intorno a un evento, apparentemente mai vissuto o forse dimenticato nel momento stesso in cui era vissuto, in un intreccio abissale in cui il vuoto mnestico e il vuoto dell'evento coincidono, perché ciò che è stato dimenticato è una mattina come tante, tutt'altro che significativa se non per quel fatto immemorabile che l'ha caratterizzata, il fatto che fosse, a quanto pare per sempre, cancellata o mai stata registrata dalla memoria.

Se è vero che i due testi si fronteggiano come un troppo pieno e un troppo vuoto della stessa cosa – il ricordo –, l'episodio di amnesia mi ha fatto capire fino a che punto la memoria mal sopporti il vuoto e sempre cerchi di colmare con l'immaginazione propria e i ricordi altrui gli inevitabili buchi che si formano anche nella memoria più vivace. Questo non può non porre un problema della verità del ricordo e del suo statuto di realtà, poiché probabilmente anche nel più sincero e abbagliante ricordare ci sono stati strappi impercettibili che abbiamo ricucito con maestria. Soprattutto quando le sensazioni e le percezioni si allontanavano nel tempo. Eppure le sensazioni, le percezioni, e sicuramente quello che chiamiamo il vissuto sono sempre anche la memoria che ne abbiamo, un ricordo, cioè, contemporaneo al sentire o sfalsato di una minima, incalcolabile, frazione di tempo. Ed è forse questa registrazione contemporanea o quasi contemporanea di ciò che viviamo, sottilissima membrana che avvolge il sentire e che col tempo si renderà più densa, al punto da staccarsi e rendersi autonoma proprio da quel sentire che avvolge, a essere all'origine di ciò che consideriamo un io umano.

aprile 2023

Quodlibet Storie

1. Mark Twain, *La terribile lingua tedesca*, a cura e con un saggio introduttivo di Dino Baldi
2. Michele Masneri, *Stile Alberto*
3. *Il manoscritto pervenuto misteriosamente da Sant'Elena*, a cura di Sergio Romano
4. Angela Borghesi, *Fior da fiore. Ritratti di essenze vegetali*, illustrazioni di Giovanna Durì
5. Thomas Bernhard, *Ritter, Dene, Voss*, traduzione di Luigi Reitani per l'adattamento drammaturgico di Elena Sbardella. A cura e con un saggio di Luigi Reitani
6. Gilles Clément, *Ho costruito una casa da giardiniere*, traduzione di Giuseppe Lucchesini
7. Arthur Machen, *Il terrore*, a cura di Giuseppe Lucchesini
8. Robert Walser, *Pezzi in prosa*, traduzione di Aloisio Rendi. Con un saggio di Ginevra Bompiani
9. Henri Michaux, *Altrove*, traduzione e cura di Gianni Celati e Jean Talon
10. Antonella Moscati, *Una quasi eternità*
11. Cristina Venneri, *Corpomatto*
12. Ingeborg Bachmann, *Quel che ho visto e udito a Roma*, presentazione di Giorgio Agamben, con una nota di Jörg-Dieter Kogel, traduzione di Kristina Pietra e Anita Raja

13. Dolores Prato, *Roma, non altro*, a cura di Valentina Polci
14. Giani Stuparich, *Un anno di scuola*, a cura di Giuseppe Sandrini
15. Hugo von Hofmannsthal, *Le parole non sono di questo mondo. Lettere al guardiamarina E.K. 1892-1895*, a cura di Marco Rispoli
16. Gianni Celati, *Il transito mite delle parole. Conversazioni e interviste 1974-2014*, a cura di Marco Belpoliti e Anna Stefi
17. Giani Stuparich, *Ricordi istriani*, a cura di Giuseppe Sandrini
18. Dolores Prato, *Educandato*, a cura di Elena Frontaloni
19. Beppe Viola, *Vite vere compresa la mia*, Prefazione di Enzo Jannacci. Con un'introduzione di Stefano Bartezzaghi e una nota ai testi di Gino Cervi
20. Emily Dickinson, *Come un ospite che arriva all'improvviso*, Ottantaquattro poesie nella libera versione di Renato Solmi. Postfazione di Luca Lenzini
21. Federigo Tozzi, *Giovani*, a cura di Giancarlo Bertoncini
22. Jean Rolin, *Joséphine*, traduzione di Martina Cardelli
23. Bruno Fonzi, *Equivoci e malintesi*, con una nota di Massimo Raffaeli
24. Dolores Prato, *Scottature*, a cura di Elena Frontaloni
25. Miguel Barnet, *Cimarrón. Biografia di uno schiavo fuggiasco*, a cura di Elena Zapponi, presentazione di Italo Calvino
26. Antonella Moscati, *Patologie*

Finito di stampare nel mese di gennaio 2024
presso Print on web s.r.l., Isola del Liri (FR)
per conto delle edizioni Quodlibet